クリニック院長を知ることは
最高のスタッフ教育術！

院長先生のトリセツ

編著　株式会社クレドメディカル

中外医学社

執筆者一覧

志賀嘉典
株式会社クレドメディカル

安江正樹
株式会社クレドメディカル

尾崎友哉
株式会社クレドメディカル

西條弘展
株式会社クレドメディカル

中川淳一朗
株式会社クレドメディカル

多田遼祐
株式会社クレドメディカル

はじめに

Aクリニック　朝の診療前のスタッフ達の会話
「今日は朝から院長の機嫌が悪そう…，ああ，今日の診療はこっちも憂鬱だな」
「院長なんだから不機嫌になるとかやめてほしいですよね．いい迷惑ですよ」

Bクリニック　朝の診療前のスタッフ達の会話
「今日は朝から院長の機嫌が悪そう…，体調でも悪いのかな？　ひとまず診療に極力集中してもらえるように，診療外の確認事項などは緊急のもの以外は午後か明日に回しましょう」
「まあ院長も人間だし，ご機嫌斜めのときもありますよね．診察のサポートは従来予定していた新人の〇〇さんには荷が重いと思うので，今日は私が交代して担当します．先回りして動くようにしますね．余計なストレスがかからないようにしてきましょう．」

　…さあ，AとBのクリニックは何が違うのでしょうか？　そしてその違いはどこから生まれてきたのでしょうか？

　医療機関向けの経営コンサルティングを行っているクレドメディカルの代表，志賀嘉典です．
私たちは主にクリニックの「開業してから」以降の経営のお手伝いを行っています．
　私たちの仕事は患者さんに来てもらうこと，患者さんに適切な医療を提供して満足していただくお手伝いをすること，医療機関にマッチしたスタッフを採用すること，採用したスタッフがイキイキと働ける環境を整備すること，等々多岐にわたります．

現在数百件のクライアントの経営〜運営までをサポートしていますが,いつも院長先生方の悩みの種となっているのは「人の問題」です.医療機関は原則として物を売る仕事ではなく,医療を提供する職場です.そしてその医療を提供するのは「人」です.

　だからこそ「人の問題」が院長先生を悩ませるのです.

　その中にあって,今回「院長の取扱説明書」を弊社のコンサルタント陣の執筆により出版する運びとなりました.

　『人で悩んでいるのは院長なのに,なぜ「スタッフの取扱説明書」ではなくて「院長の取扱説明書」なの?』と思われたかも知れません.しかし,医療機関における人間関係の問題は「院長はスタッフへの理解が不足している場合が多いが,逆にスタッフも院長のことを理解していない場合が多い」ことで生じている場合が多いのです.そしてこれまで院長向けにスタッフへの理解を促す書籍はあっても,スタッフが院長を理解するための書籍が世の中にほとんどないため,この本を執筆することといたしました.

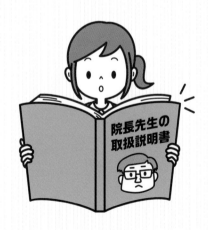

この本には医療機関で働くすべてのスタッフの皆さんにあらかじめ知っておいていただきたい，「院長の取扱説明書」が記されています．新人で新しく医療機関に就職されたスタッフの方はもちろん，中堅からベテランの方や，リーダー，マネージャークラスの方に読んでいただいてもとても参考になる内容に仕上がったと自負しています．

　だからといって，この本は「院長を上手く操るノウハウ」が書かれた本ではありません．実は，むしろ院長先生方のために書いた本なのです．
　どういうことか？と言いますと，多くの院長先生方は「自分はどういう性格なのか？」「自分は何を考えているのか？」「自分はスタッフの皆さんにどうしてほしいのか？」を細かくは語りません．
　だからこそ，院長先生方が考えていること，スタッフの皆さんに対して思っていることをいくつかパターンに分けて記載することで「スタッフの皆さんが院長の考えを知るきっかけになり，結果的に院長先生とスタッフの皆さんのコミュニケーションが円滑になってほしい」という目的で出版しています．（院長先生方も自分がどのようなタイプか？を知る貴重な機会ですので，是非読んでいただき，ご自身がどのようなタイプなのかを宜しければスタッフの皆さんに伝えてあげてください．）
　コミュニケーションが円滑になることで，結果的にクリニックの運営が良好なものになっていくのです．

　日々，医療機関という職場で，院長先生とは毎日顔を合わせていることでしょう．毎日顔を合わせるのであれば，相手のことを知っておいて損はないですよね？院長先生の考えや性格，行動パターンを知る

ことで「互いを思いやる」「考えに共感する」そんな関係性が築けることを願っています.

　冒頭で紹介した,院長を思い遣って普段と違うオペレーションを採用していたBクリニック.あのような臨機応変の対応は,スタッフが院長のことを理解し,「院長をサポートしたい」という主体的な心構えから生まれたものです.

　この本を通じて皆さんが働く医療機関の院長への理解が深まり,冒頭のBクリニックのような医療機関が少しでも増えることを願っています.

株式会社クレドメディカル
代表取締役 志賀嘉典

CONTENTS

1 人種がちがう!? 院長が普段考えていること

　今回はこの本を読んでくださっているスタッフさんに「院長も同じ人間で，意外と悩んでいることが多い」ということを知っておいてほしいのです．

院長だって同じ人間．でも医師でもあり経営者でもある

　院長とのコミュニケーションでどのように悩んでおられるでしょうか？

　多くのスタッフさんは下記のいずれか一つは必ず当てはまるのではないでしょうか？

- ☐ 言っていることが変わるので，何を信じたらいいのかわからない
- ☐ 仕事の依頼を受けたわけではないのに「あれ，どうなっている？」と聞かれる
- ☐ 院長は何を考えているのかわからない
- ☐ すぐに怒るから苦手だ

　この他にも挙げるとキリがありませんが，多くのスタッフさんはたった，これら4つの項目だけでも「あ！　それ，わかる！」と共感されるのではないでしょうか．多くのクリニックでこの想いは共通しています．

では，なぜこのようなことが起きるのか？

　それはまず，院長は大前提に「診療業務」を行わなければなりません．これはスタッフさん達と一緒です．診療時間中は医療専門職として診療に向き合わなければなりません．ただ，それ以外に1日24時間と限られた時間の中で経営者として様々な業務を抱えています．そして，診療時間内にも診療時間外にもしなければならない業務には必ず悩みがつきものです．そこで，まず経営者としての悩みを皆さんに知っていただきましょう．

経営者の悩み

　ここでは院長という医療業界独自の悩みではなく，経営者の一般的な悩みを紹介します．この一般的な経営者の悩みを知っていただくことで，診療所も会社と同じ組織であるということを知っていただくことが狙いです．

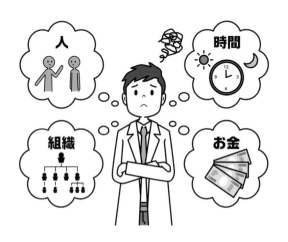

JCOPY 498-14830

① 人に関する悩み

悩み その1 優秀な人に来てほしい

少子化がすすむことで，労働人口は年々減少しています．そのため，どの業界も優秀な人が自社に来てほしいと思いつつ，求人募集を行っています．しかし，実際に入社してきてくれた方が優秀なのかどうかは企業との相性にもより，「絶対に優秀である」ということを確約することは難しいです．

悩み その2 人手不足

結婚や出産，転勤などで女性が退職・休職するということは様々な企業で悩みの種です．

特に医療機関ではスタッフの大半が女性であるということもあり，常に退職・休職の悩みがつきものです．

悩み その3 人を扱うこと（マネジメントをすること）が難しい

人間だれしも同じ価値観ではない上に，言葉の伝え方によっては意図することは違う形に解釈されます．男女比率が大幅に異なる組織体制かつ，マネジメントする側とマネジメントされる側での性別が異なる場合にはより一層価値観が異なります．

また，「ハラスメント」と呼ばれる世の中なので，どのように伝えるべきかに頭を悩ませることも少なくありません．

② お金に関する悩み

悩み その1 適正な人件費にしたい

残業を少しでも減らすことで「従業員の負担を減らしたい」という想いがある一方で，人を増やすと人件費は高くなります．ただ，ずっ

と残業が続いている状況では残業代が高くなるという悩みがつきものです.

悩み その2 売上を上げるにはどうしたらいいのか

人を採用するにも，新しい取り組みを行うにも，何をするにしても，お金は必ず必要になります．すると，売上を上げる上で一番大事なことはお客さんを増やすことです.「どのようにすればお客さんが来るだろうか?」「お客さんがリピートするためにはどのようなサービスがあるといいだろうか?」といったことに頭を悩ませます.

悩み その3 新規事業を始めるにはどうしたらいいのか

同じ事業をずっとしていることで，今までと変わることなく収益が維持できるのであれば全く問題ありません．ただ，競合ができたりすると，確実に収益は下がります．また，今まで従来のサービスを受けていた人が新しいサービスを求め始めた場合には，新しいサービスを提供しようとしなければならないでしょう.

③ 組織体制に関する悩み

悩み その1 業務効率を改善したい

優秀な従業員に囲まれていても，仕事が増えるにつれて，日々改善を図っていかないと，人であったり，時間であったり，何かしら「ムリ」「ムダ」が発生します．この「ムリ」「ムダ」を少しずつでも改善するために頭を悩ませています.

悩み その2 業務の仕組み化・ノウハウ化をしたい

従業員の負担を減らしたり，新人の成長を促すためにも，あらゆる業務に対して仕組みを入れたり，ノウハウ化することで企業の成長

を促進したいが，そのような知識がないことに頭を悩ませています．

悩み その3 教育体制を強化したい

「採用した人をどのように教育するか？」というテーマはどの組織でも常に悩んでいます．教育体制がしっかり整備されていれば，入社してきた人の能力に左右されずに人を育成することができます．そのため，教育する仕組みはどのようなものがベストなのかを日々模索しています．

④ 時間の悩み

①〜③に挙げた悩みを解決するための時間を確保できない．
　会社であれば，社長がいます．世の中にはプレイングマネージャーというご自身で営業から商品設計まですべて1人で実施しているという方もまだまだ数多くいらっしゃいます．その中に院長も含まれます．実際に1日＝24時間，1週間＝7日と決められた時間の中で，昼休み・診察終了後・休診日を活用して，これらの悩みを解決していかなければなりません．

①〜④についていかがでしょうか？
　院長以外の経営者と接する機会は限られていることでしょう．
　ただ経営者は常に頭がフル稼働して，経営（会社）のことを考える状況になっています．

　でもスタッフからすると，「ずっと仕事のスイッチが入っているのかもしれないけど，もっと優しくしてよ！」と思われることでしょう．

　ただ多くの場合は雇用者と労働者という側面もあり，なかなか本音

でぶつかることができずに，挨拶や雑談といった日常のコミュニケーション以外は指示をする側と指示をされる側になっているのではないでしょうか？　そういった状況もあり，往々にして，「経営者は孤独」と言われます．

経営者は孤独

「経営者は孤独」と聞いてもピンと来ないスタッフさんも多いでしょう．

ただ実際には，あらゆる場面で経営者は孤独になります．これは「マネジメントの父」と呼ばれるピーター・F・ドラッカー氏も「決断の場面においては，トップは常に孤独である」と言葉を残しています．ではなぜ孤独を感じるのか，それは3つあります．

① 孤独を感じる原因

原因その1 最終決定は自分自身がするものだから

重要なものから小さなことまであらゆる意思決定に対して最終の決断を下すのが経営者の仕事です．実際に本著をお読みのみなさまの中にも右腕である優秀なリーダーも多数いらっしゃると思います．これは財産ではありますが，リーダーも院長に対しての相談に基づいた行動をとっています．つまり，最終的には「Yes」or「No」を必ず判断しなければなりません．

これらが重大な判断であればあるほど，クリニックやスタッフの将来にも影響があります．そのため，意思決定は重ければ重いほど，精神的なプレッシャーが勿論かかります．また意思決定の内容がたとえ軽いものであっても，複数あればあるほど一定のプレッシャー

がかかることは間違いありません.

原因その2 常に右腕が「いなくなるかもしれない」といった不安

右腕である優秀なリーダーがいるクリニックでも院長は常に「○○ さんはいつか辞めてしまうかもしれない」と不安を感じています. また現在不在のクリニックでも「○○さんならリーダーになってく れそうだけど…続けてくれるかなぁ」といった不安にかられていま す. 診療業務以外にも様々な悩みを抱えているからこそ, 右腕の存 在というのは大変大きいものです. ただ一方で存在が大きいからこ そ, 「いなくなった」ときの喪失感はとてつもなく大きいものです.

原因その3 ワンマン状態になり, 組織化ができていない

診療では院長が最終判断を行うため, 医療機関の経営体制は院長を 中心としたワンマン体制になりやすくなっています. ただ, 一方で 経営者である院長がワンマンであるということは, 診療外業務であ る経営に関する仕事も経営者に属人化しています.

つまり, ありとあらゆることが仕事の大小にかかわらず, 院長が関 与しています. その結果, 組織体制や仕組みを築き上げることがな かなかできず, 院長がすべての仕事に最終的には関与してしまいま す. 場合によっては「自分だけがなぜこんなに忙しいの……」といっ た想いにまで発展することも少なくありません.

そして, これらの原因に加えて, 「経営者だからこそ, 自分が悩ん でいることをスタッフに見せてはいけない」と思っていることも大き く影響しているでしょう.

・医師だからしっかりしないといけない
・院長だからしっかりしないといけない

・強くないといけない
・不安にさせてはいけない

といった想いを持ち，スタッフと悩み事を共有できずに自分自身で抱え込んでしまい，本音でコミュニケーションをとることが難しくなっていることも事実です．

② 経営者と従業員の価値観の違い

　経営者である院長は最終的な意思決定をするため，医院経営が苦しくなった場合もすべて院長の責任となります．人間なので愚痴を言って，誰かのせいにすることは可能ですが，結果的にはすべての責任は院長自身にあります．そのため，医院の状況が良くても悪くても，立ち向かっていかなければならない・逃げることができない立場にあります．

　そのため，経営者は常に情報のアンテナを張って，外部環境の変化に対応しなければならず，自分自身を成長させていかなければ，組織が衰退してしまいます．
　一方で従業員の場合は極端な捉え方をすると，最終的な意思決定をしなくてもよいので，外部環境に合わせて変化する組織に合わせて，自分自身の在り方を持てばいいわけです．
　経営の話ではイメージがつきにくいかと思いますので，時代の変化と共に消費者の考え方が変化するということを紹介しましょう．
　2021年1月に「2035年までに新車販売で電動車100％を実現する」という総理大臣の話にもあるように，世界規模で脱ガソリンを目指しています．また2021年4月にはホンダが日系では初めて，「2040年までに脱ガソリンを表明」をしました．

JCOPY 498-14830

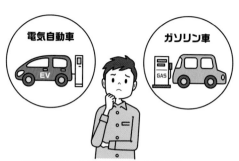

時代の流れと共にどちらを選択するのか

　このイラストにあるように電気自動車かガソリン自動車のどちらを購入するか悩んでいる男性を想像してみてください．購入するのはご自身が欲しい車種であれば，問題ありません．

　ずっと使い続けることを考えた場合には「世の中に合わせて電気自動車を買おう」という考え方もあります．一方で「まだ撤廃すると決まっていないからガソリン車を買おう」という考え方もあり，様々な価値観があります．

　携帯電話でも時代の流れを感じることができます．スマートフォンが今や当たり前になっていますが，ガラケーを利用になっている方もいらっしゃいます．でも，今ポケベルを利用している方はいらっしゃるでしょうか？　おそらくほぼいらっしゃらないでしょう．1990年

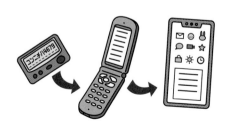

代に一世を風靡したサービスで，本著をお読みの方には「ポケベルとは何か？」さえも，わからない方も多いのではないでしょうか．

少し話がそれましたが，どのようなサービスにも時代の変遷がつきものです．

自動車にしても，携帯電話にしても，外部環境の変化・消費者のニーズに合わせて，サービスを変更してきました．そして，そのサービスの変更・方針の変更を決定するのは社長です．そして，その方針に対しての価値観の違いに関しては，日々のコンサルティングの現場でも感じることは正直ありますが，そこに関してはどちらかが正解・不正解というわけではありません．立場が違うと，考え方が違うことも事実としてあります．ただトップである経営者の判断というのは，何かしらの意図があり，それがお客さんに向けた取り組みであるということは間違いないでしょう．

そのため，スタッフの皆様も受けいれることができる院長の経営者としての判断に基づいた実施事項は，背景も加味しながら，1つずつ協力をしてあげるのがよいのではないでしょうか．

ここがポイント！

- 院長に限らず，経営者は常に「人」「お金」「組織」「時間」で悩んでいる
- 孤独や弱さを見せたくても見せられない，それが経営者
- サービスを提供している組織は常に時代の流れに合わせて，進化しないと世の中から取り残される

〈安江正樹〉

JCOPY 498-14830

② 院長はどうやって院長になったのか？

> ## 医師や歯科医師，柔道整復師にはこうやってなれる

　この章では院長がどのようにして医師や歯科医師，柔道整復師になったのか？について説明したいと思います．まずは図の通り，それぞれの資格ごとに一人前になるためのキャリア，院長になるためのキャリアに違いがあります．ご自身が勤めている勤務先の院長のキャリアを是非ご覧ください．

	医師	歯科医師	柔道整復師
国家試験受験資格	大学医学部卒	大学歯学部卒	柔道整復師養成施設卒（専門学校・短大・大学）
履修年数	6 年	6 年	3 年以上
国家試験種別	医師国家試験	歯科医師国家試験	柔道整復師国家試験
研修期間	5 年以上	1 年以上	1〜3 年以上※（施術管理者要件）

※ 2018 年 4 月から 2022 年 3 月までに届出する場合　1 年間の実務経験
　 2022 年 4 月から 2024 年 3 月までに届出する場合　2 年間の実務経験
　 2024 年 4 月以降に届出する場合　3 年間の実務経験

① 医師になるための過程

　医師は大学の医学部に入学後，6 年間の履修を経て医師国家試験に合格して初めて医師を名乗ることができます．ただし医師国家試験に合格したからといって，すぐに一人前の医師として診療にあたるわけ

ではありません．2021年1月時点においては，合格後の2年間は「初期研修」として，病院（診療所ではありません）において2年のうちに内科や小児科などいくつかの科目をローテーションして周り，医師としての基礎を学びつつ，「自分が何の診療科の医師になるのか？」を検討する重要な時期でもあります．

　その後，専門とする診療科目を決定したうえで，後期臨床研修として3年以上の科目ごとの研修を受け，晴れて一人前の医師として働くことになります．その後も専門医資格を取得するために勉強をしたり，あるいは大学に残って医学博士を取得するために研究を行い論文を書いたりと，医師の修練は医学部や医師国家試験に合格してもなお，長く続くのです．

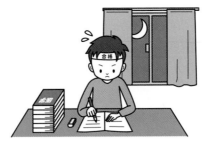

② 歯科医師になるための過程

　歯科医師は大学の歯学部への入学が必須となります．歯学部において6年間の履修後，歯科医師国家試験に合格して歯科医師を名乗ることができるようになります．しかし試験に合格したからといってすぐに歯科治療が出来るわけではありません．2022年1月時点においては，指定を受けた研修施設（病院or歯科診療所）において1年以上の臨床研修を受ける必要があります．その後も簡単な治療から始まって徐々に難易度の高い治療や，自費治療なども知識と手技を継続的に磨いていく必要があります．学会や勉強会など歯科医師には継続的に学ぶ多くの機会が用意されており，新しい知識をブラッシュアップしながら

歯科診療にあたっています.

③ 柔道整復師になる過程

　整骨院の院長に必要な国家資格となる柔道整復師は，柔道整復師養成施設を設けている専門学校・短期大学・大学のいずれかで3年以上の履修後，柔道整復の認定実技試験を合格後に受けられる柔道整復師国家試験に合格する必要があります.　また保険診療の取り扱いのためには資格取得後の実務経験と研修の受講が求められます.

なぜ医師や歯科医師, 柔道整復師になろうと思ったのか？

　「なぜウチの院長は医師や歯科医師，柔道整復師になろうと思ったのだろう？」皆さんはご存じでしょうか？　すでに院長から聞かされている方もいれば，「そんなこと考えたこともなかった」という方もいることでしょう.

　多くの院長たちは，「お金儲けをしたい」,「周りからチヤホヤされたい」そのような願望よりも，「困っている人たちを救いたい」「人の命を助けたい」そのように思われて今の職業に就いた方がほとんどでしょう.　高い志がなければ先ほどご紹介した現在の職業に就くための長い期間の勉強や修練，そして資格取得後も永遠に続く自己学習に耐えられないからです.

　家系がもともと医療従事者の家系だったから，といった院長も多いかもしれませんが，それ以外にも「小さい頃に自分が病気をして，その診療科目の先生に治してもらった」あるいは「学生の頃に怪我をしてしまい，その頃に通っていた整骨院の先生にお世話になった」そういったきっかけがあってその職業を志す方も多くいらっしゃいます.

是非一度，院長がなぜ今の職業に就こうと思ったのか？　スタッフの皆さんも機会を見つけて聞いてみてください．

　様々な職業がある中で院長先生方は自ら志願して国家資格を取得し，就きたいと思った仕事に就いている数少ない方々です．

　院長先生方におかれましては是非スタッフの皆さんに「なぜ今の職業を志したのか？」伝えてあげると良いでしょう．

●家系にはやはり医療職が多い？

　院長の家族には医療従事者が多いというのはおそらく事実かと思います．両親あるいは祖父母，親類が「医師や歯科医師，柔道整復師をしていて」というパターンです．

　なかには病院での勤務もありますが，多くの場合クリニックや整骨院を開業している父や母の背中を見て育った，だからこそ自分も同じ職業について人々の役に立ちたい，そう思われる方が多いようです．自分が育った環境のすぐそば（自宅開業など）で開業しているケースも多く，職業についてイメージがしやすいのかもしれません．また，古くからその地で開業している院であれば，「自分が後を継いで，この医院（院）を守っていかなければ」という使命感から親御さんの職業を継ぐ場合もあります．

　また，患者さんから「ありがとうございました！」と言われるのを目の当たりにし，「感謝される職業と言うのは素晴らしい！」と実感しやすい点も特筆すべき点です．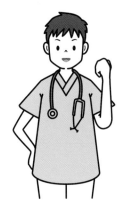

　スタッフの皆さんも，今いる医療の職場は，「お金を患者さんからいただきながらも，さらに患者さんから感謝をしてもらえる」，他の業種に比べて珍しく，ありがたい職場環境であることは覚えておいてください．

JCOPY 498-14830

院長になるまでの経歴は様々

「院長はなぜ院長になったのだろう？」と考えたことはありますか？
自分で開業することで院長になった方，あるいは組織の中で院長の役
割を任されている方，様々な「院長の形」があります．それらをパター
ン分けしてご紹介したいと思います．

① 様々な経歴〜医師編〜

　内科・小児科などの「医科診療所」の院長はどのようにして院長に
なったのでしょうか？　医科診療所の院長たちの多くは，医師になっ
た後に病院で数年から数十年の勤務を経て，自ら開業したパターンが
多いです．病院において勤務医として手術や診療にあたり（多くの場
合，ハードな勤務です），その科目のスペシャリストとしての経験を
持って開業される場合が多いでしょう．開業される理由は「年齢と共
に手術などのハードワークが限界になってきたから」「親が開業医を
しているが，高齢になって続けることが難しくなったため，自分が跡
を継ぐ」といった実務上の理由から，「制限を受けることなく，自分
がやりたい医療を患者さんに提供したい」，「自分が生まれた地域の
方々にかかりつけ医として貢献したい」といった開業医に新しい価値
を見出されて開業する場合など様々な理由があります．

　まだ医科診療所では割合が少ないですが，病院やその他のクリニッ
クから転職してスタッフの皆さんが勤める診療所に就職し，「雇用さ
れる」形で院長職についておられる院長もいらっしゃいます．現在医
師の多様な働き方が進んでおり，医療グループを形成し，そのグルー
プに勤務する形で1つのクリニックの院長職を担ったり，勤務医とし

てクリニックにおいて働くケースが急速に増えてきています.

また，女性のドクターのキャリアとして開業し，院長となって診療を行う一方で，診療時間を上手く調整しつつ，子育てを両立しながら医療を提供されるケースも珍しくなくなってきています.

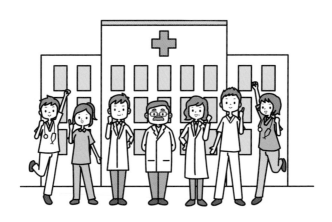

② 様々な経歴〜歯科医師編〜

歯科医院の院長になるには，大学を卒業して歯科医師国家試験に合格後，臨床研修を経て大学病院や，地域の歯科医院において研鑽を積み院長になります.

この場合，a)「自らが独立開業して院長となる場合」と，b)「勤務医が分院などの院長に昇格したり，あるいは他の医院で勤務をしていた歯科医師が転職をして院長に就任する場合」の大きく2つのパターンに分かれます.

医科診療所の院長の場合は研修期間が長く院長になるまでには最低でも大学卒業後5年以上，一般的には卒業後10年以上のキャリアを積んだ上で院長になる場合が多いですが，歯科医師の場合には大学を卒業してスムーズに歯科医師国家試験もパス，臨床研修終了後歯科医院に就職して勤務医となり，その功績が認められて，といった場合に

JCOPY 498-14830

は20代のうちから院長として活躍する場合もあります．歯科医院は自らオーナーとして開業するケースから，生涯どこかの医療法人に勤めながら院長や勤務医として活躍するケース，矯正歯科医や口腔外科医としてフリーランスで様々な歯科医院に助っ人的に活躍されるケースなど，勤務形態の多様化が進んでいます．

③ 様々な経歴〜柔道整復師編〜

　整骨院の院長も医師や歯科医師と同様に，「自ら開業して院長になるパターン」「勤務先で成果が認められてグループの中で院長として働くパターン」の大きく分けて2つがありますが，後者については勤務先の中で柔道整復師として優秀さが認められて院長に抜擢されるパターンが多いようです．自ら独立して1つの整骨院のオーナー院長として活躍する方もいる一方で，グループ化している整骨院も多く，院長として複数の院に転勤を経験するケースもあり，こちらも歯科医院とは多少形態は異なりますが，様々な働き方が存在します．

経営や組織の管理が得意だから院長になった人はわずか？

　これは医師，歯科医師，柔道整復師すべての職業で当てはまるのですが，経営や組織の管理が得意だから院長に就こう，と考えた人はごくわずかでしょう．あくまでも先に国家資格者としてのライセンスと仕事（診療）があって，開業や昇進などのきっかけで院長になられているのです．

　その点，一般企業であれば，経営や組織の管理が得意で実績をあげたから社長や部長などの重要な役職に就く，というのとは少し状況が異なります．

組織の長として，あるいは経営手腕の優秀さを買われて院長になった，というよりも，みずから開業した院長の場合は「開業に伴って自然と院長（組織の長）になった」，勤務医の場合は「診療（治療）の腕が良い」，「患者さんからの評価が高い」といった実務面での評価から院長になった，というパターンが多いのです．そのため，「院長＝経営や組織管理の得意な人」という図式は必ずしも当てはまらない，ということを覚えておいて欲しいのです．スタッフの皆さんからすれば「なぜ院長なのに理解してくれないのか!?」「院長は相談相手にはならない」など不満を表すスタッフの方もいるのですが，「院長は治療のスペシャリストではあるが，経営や組織管理のスペシャリストであるとは限らない」ということがわかっていれば，接し方も変わってくるのではないでしょうか？

●院長の経歴を聞いてみよう！

　これを読んでいただいているスタッフの方は，「院長がどのような経歴を経て院長になったのか？」可能であれば聞いてみると良いでしょう．

　どのタイミングで今の職業を志したのか？　そのきっかけは何だったのか？　学生の頃に猛勉強をして今の職業に就いた方，あるいは一度社会人経験を経てそこから勉強をして資格を取られ，院長となった方など，院長によって様々な人生のストーリーが存在します．それをスタッフの皆さんが理解することで，「院長がどのような考え方を持っているのか？」「患者さんのことをどのように考えているのか？」を知る大きな手掛かりになります．

●経歴のヒアリングから思わぬ効果も

　経歴のヒアリングを行っていると，その流れから院長に関するたくさんの情報を得ることもできます．例えばご家族の話，趣味などのプ

JCOPY 498-14830

ライベートの話を話してくれるかも知れません．お子様がまだ小さい，あるいは受験を控えているような院長であれば，仕事だけでなく家庭においても忙しいことが当然予想できますし，すでにお子さん達が自立して院長はご夫婦のみでの生活だったり，お一人暮らしであるような場合には，私生活では少し時間に余裕があるのかも知れません．

　ご家族と言えば，医療機関においては院長夫人が事務長として勤務していたり，院長の兄弟などのご親族が勤務している場合もあります．そうしたケースが当てはまる職場においてはそのような共に働くご親族の情報を得ておくことも職場のコミュニケーションを活発にするためには有用です．コミュニケーションの量と人間関係の良好さは比例します．コミュニケーションが少ないとお互いの理解が進まず関係が悪化することもあります．一方でコミュニケーションが活発であればお互いの信頼関係が深まり，結果的に人間関係が良くなり働きやすい職場となってゆきます．

　院長からプライベートのお話を聞くことができたら，ぜひ貴方自身のプライベートのお話も院長に話してみると良いかも知れません．最初は院長に話しかけるのにも緊張していたのが，そうした仕事外の会話をきっかけに話しやすい関係になり，お互いに働きやすくなった，という事例は医療機関だけでなくあらゆる職業に共通するものです．

　以前であれば，終業後の飲み会などでそのような会話が交わされていたのですが，最近では医療機関においてはそうした飲み会そのものが少なくなったように思います．だからこそ，飲み会には頼らず，普段のちょっとした時間を見つけて意識的に院長そして他のスタッフと雑談をする，そんな心がけが働きやすい職場環境を作っていくのです．

● 院長の責任，院長の負担を理解してあげましょう

　これを読んでいただいている皆さんは院長の責任や負担，今までの苦労を多少なりとも理解していただいたはずです．

特に多くの院長が経営や組織管理は決して得意でないことが多いにも関わらず，組織の長として奮闘していることや，国家資格を取得して患者さんに貢献するためには継続的な学習が必要であることはこれまでご存じなかった方も多いのではないでしょうか？

　オーナー院長はもちろん，組織に勤務している院長であっても医療行為に対する最終責任者であることには変わりありません．通常の仕事と少し異なる「医療」という仕事はその医療行為に常に責任が問われ，その責任のほとんどを医療資格者が背負っている，ということを皆さんが理解し，それに基づいて院長をサポートしてあげることで院長の業務的・心理的な負担は随分軽減できるものです．

　院長を中心に良いチームワークを発揮して，より患者さんに貢献できる医療，働きやすい職場環境を目指していきましょう．

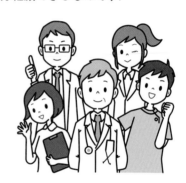

✌ ここがポイント！

- 🔹 院長の経歴は様々だが，人の管理が得意で院長になっている方はむしろ少ない

- 🔹 院長が院長になった経歴を聞き，理解することはお互いの理解につながる

- 🔹 院長の医療者としての責任は重く，その負担の軽減がスタッフの大きな仕事でもある

〈志賀嘉典〉

JCOPY 498-14830

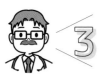

3 タイプ別院長対応法

あなたの医院の院長はどのタイプ？

　スタッフの皆さんは，院長とコミュニケーションを取る中で「なかなか私の言うことを理解してもらえない」「言うことを聞いてもらえない」といったことはないでしょうか．

　全国の医院を訪問する中で，スタッフさんと面談をすることがありますが，そのときによくそのようなことを耳にします．そのような医院では，決まって院長自身も「なかなかスタッフが言うことを聞いてくれない」とお困りのことが多いです．

　もちろん，院長も人間です．院長にもいろいろな性格の方がいて，傾聴が得意なタイプの方や黙って私（院長）について来いというタイプの方など様々です．

　院長がスタッフの意見を聞き入れてくれないのであれば，院長自身が改善する必要があります．弊社のクライアントであれば，院長に改善を促すこともできるのですが，この書籍を読まれているスタッフさんの医院すべてに伺っているわけではありませんので，そうはできません．

　院長がどういう性格（タイプ）なのか，ということを知っていればスタッフの皆さんもコミュニケーションが取りやすくなるでしょう．そこでこの章では，人の性格はどのように分類され，どういう特徴があるのかということを心理学の観点から噛み砕いてお伝えしていきた

いと思います.

●エニアグラム～9つのタイプ～

スタッフの皆さんが馴染みのある性格のタイプ分けとして，「血液型性格分類」があるかと思います．この血液型性格分類は，日本だけで流行した擬科学と言われていて，メディアで度々報じられることで，日本人に刷り込まれていってしまったものになります．

しかし，現在では統計的に検証された結果，血液型性格分類は性格と無関係であるということがわかっています．

現在，心理学の分野において，広く研究がなされている性格分析の中に「エニアグラム」というものがあります．「エニアグラム」は，人の性格を9つに分類した性格類型で，1950年代頃から研究が進み，世界各国に広まっている理論になります．

その9つの分類は下記のようになります．

JCOPY 498-14830

	タイプ	傾向
1	改革する人	・責任感と正義感が強い ・他者に正確性・公平性を求める ・正直，率直で間違ったことをしたくない
2	人を助ける人	・困っている人を助ける ・コミュニケーションが人間関係で大切と考える ・自身の行動に対して感謝を求める
3	達成する人	・成功を強く求め，時に手段を選ばない ・失敗を恐れ，成功が確実でない場合は避ける ・時間を有効に使い効率的．積極的に世に出る
4	個性的な人	・一度落ち込むと持ち直すまでに時間がかかる ・表現することに喜びを感じる ・他人から理解されていないと他人を嫉妬し羨望する
5	調べる人	・他人と知識や情報を共有することを嫌う ・物事をじっくり考え，慎重に行動する ・他のことを犠牲にしてでも学び・知識を蓄積しようとする
6	忠実な人	・何事に対しても忠実で誠実 ・責任感が強く，協力的に一生懸命働く ・自ら積極的に物事を決めようとはせず，結論を引き延ばす傾向
7	熱中する人	・人生を楽しく，明るく過ごしたい ・未来について計画したり夢を追うことが好き ・やや落ち着きにかけることがある
8	挑戦する人	・自己主張が強く，何事も第一人者であることを望む ・物事を決定する力があり弱い者を助けようとする一方，対立する人を排除しようとする ・直観が鋭く，好き嫌いがはっきりしている
9	平和をもたらす人	・落ち着きを保ち，葛藤や不安な状況を避けようとする ・物事を切り替えたり新規に始めるより起伏なく過ごしたい ・一旦動き出せば，大きな力を発揮することができる

（引用：日本エニアグラム学会HPより）

タイプ別コミュニケーション法

　このように9つのタイプには，それぞれ異なった特徴があります．ただ，ここで重要なことは，どのタイプが優れている，もしくは劣っているというわけではないということです．自分や相手がどのような性格・タイプの人間かを把握しておくと，相手と円滑なコミュニケーションを取れるようになります．その性格・タイプを知る手段として活用いただければと思います．ここからはそれぞれの特徴について詳しく解説していきますが，こちらを読み進める前に，まずはご自身の性格がどのタイプに分類されるかを把握することから始めてみましょう．簡易で診断するには，日本エニアグラム学会のホームページ（https://www.enneagram.ne.jp/）より診断が可能です．まずご自身がどのタイプでどういう特徴があるのかを理解していただくとこの章の理解が深まると思いますので，是非実践してみてください．

　それでは，各特徴について見ていきます．

① 改革する人〜完璧主義者タイプ〜

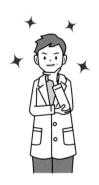

　このタイプの特徴は，常に自分の理想や目標に向かって努力を惜しまないことです．自分にも他人にも厳しく，信念が強い傾向にあります．「〜であるべき」「〜すべき」という言葉をよく使い，物事が順調に進んでいるとしても「もっと良い方法はないか」「改善すべきポイントがあるのではないか」と，より高みを目指す傾向にあります．

JCOPY 498-14830

●長所

正義感と責任感が強いため，困難なことに対して逃げ出さず，解決へと導く意志の強さがあります．また，正直で率直なため不正や曲がったことを嫌う性格のため，贔屓や悪い習慣を許すことができません．それを理由に周囲から信頼を得られやすいとも言えます．

●短所

　完璧主義ゆえに自分だけでなく他人にも厳しく，完璧さや正確さを求めます．細かいことでも指摘するので周りは気疲れしやすくなります．

　また，業務の精度は高いですが，完璧を求めるがゆえに時間を掛け過ぎることもあり，加えて一人で解決する傾向にあるため，他人に助けを求めず一人で抱え込んでしまうことがあります．

●「改革する人」タイプの院長の特徴

　⇒決断力があるので頼りになる一方，周りの意見を聞かず自身でなんでも決めてしまう

　⇒手を抜いていたりやる気がないスタッフに対して厳しい

　⇒仕事の成果に対して厳しく，細かく指摘してくる

　⇒いつもバタバタして忙しそう

●コミュニケーションのポイント

　このタイプの院長は，スタッフの仕事の成果を細かくチェックし，納得するまで承認をしません．ですので，仕事を頼まれたら，院長の目標としている形は何なのか？　ということを把握してから取り掛かることがポイントです．

　「この仕事の目的・ゴールはどのような形ですか？」

　「最終どのようにすればいいですか？」

というように，ゴールのイメージを院長と共通認識で持つようにしてください．

　また，もし成果が院長の求めているものと異なる場合，やり直しをする必要があるので，ある程度進んだ段階で一度進捗を報告・相談するのもいいでしょう．

② 人を助ける人〜博愛主義者タイプ〜

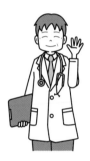

　このタイプの特徴は，他者に対して思いやりが強く，献身的な姿勢を取ります．困っている人に対して寄り添い，手助けせずにはいられない性格で，人を助けることで喜びを感じます．自分を後回しにしてでも他人に対して尽くすため，周りからは「良い人」と思われやすい傾向にあります．

●長所
　困ったり悩んだりしている人に対して，一緒になって解決しようと尽力します．また，人のためになりたいという思いが強いため，人の感情を読み取る能力に長けていることも特徴です．コミュニケーションが取りやすく，周りから悪く思われないためチームの協調を高めるという点では力を発揮します．

●短所
　人に尽くすことに喜びを感じますが，同時に感謝されることを求めます．善意で行っている行動が評価されなかったときや理解されなかったときは気分が落ち込み，時に怒りだします．また，人に尽くす姿勢が強いがゆえになんでも引き受けてしまう傾向にあり，自分を苦しめてしまうこともあります．

JCOPY 498-14830

●「人を助ける人」タイプの院長の特徴
⇒ あなたが落ち込んでいるときは話し合いの場を持ったり悩みを聞いてくれる
⇒ 患者さんが喜ぶことを率先してやろうとする
⇒ スタッフからの意見を聞きすぎたり，周りに配慮し過ぎて自身の業務が手いっぱいになり遅くまで仕事をしてしまう

●コミュニケーションのポイント
　このタイプの院長には，常に感謝の言葉を伝えることがポイントです．善意を理解してもらえない場合に怒りだしてしまうことも考えられるので，行動を否定するようなことは言わないよう注意してください．もし，意見や反論することがあるとすれば，「〜していただいてありがとうございます．〇〇さんの成長のためにあとは自分でやりますね」など，まずは感謝の言葉を伝えてから直接否定するような言葉は避け，やんわりと意見をするようにしてください．

③ 達成する人〜成果主義者タイプ〜

　このタイプの特徴は，成果を出すこと，達成感を得ることを重視するのが特徴です．何事にも目標を決め，それを達成するためなら努力を惜しみません．また，目標達成のため合理的な方法を考えますが，あくまで成果を重視するという性格です．

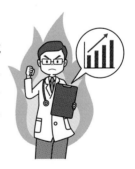

●長所
　成果を求めるという意欲が強いため行動力があり，積極性もあるため何事においても先頭に立って行動をします．また，成功するた

めの道筋を立てることがうまく，成功するためなら自身だけでなく人をうまく使うことにも長けています．

●短所

　結果を求めるがあまり人を利用したりモノのように扱ったりすることがあります．成果をあげるための努力は惜しまない一方で，コツコツ積み重ねることは好まず，人の見える所でしか力を発揮しようとしません．また，失敗することへの恐怖感も人一倍強いため，物事がうまく運ばない場合，理由をつけて投げ出す傾向にあります．

　プライドが高いことで，自身に見返りが少ない場合はモチベーションが下がります．

●「達成する人」タイプの院長の特徴

　　⇒院長が示した道筋に対して，分かりやすく結果を出す人を評価する

　　⇒プライドが高く，自身の考えを否定されると逆上してしまう

　　⇒リーダーシップが強い一方で，独断の傾向が強い

　　⇒成果を重視して，積極的かつ効率良く実行するが，コツコツ積み重ねることや，成果につながりにくいことは，実行しようとしない

●コミュニケーションのポイント

　このタイプの院長は，自尊心が高いため自身の考えを否定されることを嫌います．なるべく院長にスポットライトを当てて，目標・ゴールを理解して「〜しておきましたよ」と成果につながる手助けをするよう心がけましょう．もし，院長の考え・道筋に意見，別に良い方法があれば自尊心を傷つけない形で「今回うまくいったんで，次はこういう理由で〜してみていいですか？」と新たな道筋を示してあげるのもいいでしょう．

JCOPY 498-14830

④ 個性的な人〜アーティストタイプ〜

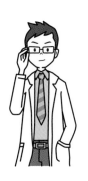

このタイプの特徴は，芸術家のような独創的な感性と想像力を持っています．唯一無二で人とは違う存在であろうとするタイプで，常識や当たり前であることには価値が無いと思ってしまいがちです．理論よりも感情を重視するため，自身が感動したり心を動かされると突発的に行動する節があります．

● 長所

一度興味を抱くと突き詰める性格なため，専門的な分野で力を発揮します．人とは感性や価値観が異なるため，対人関係が広がりにくい面もありますが，人の心情の変化を敏感に感じ取ることができます．また，目標に向かって頑張っている人に対して，独自の切り口でアドバイスを言ってくれます．

● 短所

自身が興味を抱かないことに対しては労力を割こうとはしません．単調な仕事などはやる気を失いがちになります．また，感性で動くタイプなので合理性に欠ける行動をすることで大きな失敗をしたり，指示を出すときに内容がころころ変わることもあります．

●「個性的な人」タイプの院長の特徴

⇒ 指示の内容がころころ変わる

⇒ 単調な仕事をスタッフに振ってくる

⇒ 興味のあること以外は関心を示さない

⇒ 意見や反論に対して感情が露骨に表れる

●コミュニケーションのポイント

　このタイプの院長は，感性で動くタイプなので，効率や理屈を求められるとストレスを感じます．また，自身が思いついた発案に対して，周りの理解を得られない場合には分かりやすくイライラしたり，落ち込んだりします．そのため，なるべく院長の意見を尊重するように「そういうやり方もあるんですね～」というような姿勢を持つことが大切です．また，思いつきで指示を出すこともあるので，内容が変わることもあるため随時結果を確認しながら物事を進めていくのもいいでしょう．

⑤ 調べる人～研究家タイプ～

　このタイプは，常に冷静で論理的な話し方をするタイプです．行動を起こす前にしっかりデータを収集し，分析した結果に基づいてから慎重に行動に移します．思いつきのような一時的な感情で行動するタイプではなく，まずは道筋・戦略を念入りに組み立てます．

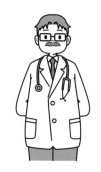

　感情の起伏があまりないタイプなので，冷静沈着のイメージがつきやすいです．

●長所

　分析力に長けているため，知識や情報を得ることに労力をかけます．そして合理的な道筋・戦略を立てることに優れています．また，データや数値をもとに計画を立てるので，周囲からの理解を得やすいです．

●短所

　知識や情報を得ることに集中しすぎて，視野が狭くなりがちです．

JCOPY 498-14830

感情を表に出さないので，何を考えているのか分からないときがあります．また，積極的にコミュニケーションを取るタイプではないので，協力して物事を進める際にスムーズにいかないこともあります．

● 「調べる人」タイプの院長の特徴

⇒ 普段から感情を表に出さない

⇒ 根拠のない話しは聞いてくれない

⇒ 数値やデータに基づいているため指示が分かりやすい

⇒ 必要最低限の会話以外をあまり好まない

● コミュニケーションのポイント

このタイプの院長は，論理的な言動を好みますので，回りくどい話し方をしていると「結局は何が言いたいの？」となってしまいます．「結論から言いますと…」「要は…」など的を絞って，簡潔に話すようにしましょう．できれば，数値であったりデータなど根拠を示すものも併せて提示できればなお良いでしょう．

⑥ 忠実な人〜サポータータイプ〜

このタイプの特徴は，安心・安全を求めるタイプで慎重な性格のためあまり冒険しようとしません．ただ，規則やルールには忠実で何事も誠実に取り組む傾向があり，ルールから逸脱することを嫌います．ですので「きっちりした人」というイメージを持たれやすいです．

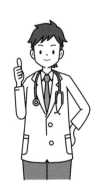

● 長所

仕事や頼まれごとに対して真面目に取り組もうとします．リスクを

避け安全策を採用するため失敗は少ない傾向にあります．規則やルールを重視するため模範的な存在として信頼されやすい人物です．

●短所

　リスクを避け，慎重な性格であるということ，安心・安全を求める性格から物事の決断が遅れる傾向にあります．失敗を恐れるあまり，物事の先頭に立ったり責任ある行動を避けたりすることもあります．

●「忠実な人」タイプの院長の特徴

　⇒心配性でなかなか物事を進めてくれない

　⇒決められたことに忠実で，変化や改革に対して前向きではない

　⇒提案をしても言うことを信用してくれない

●コミュニケーションのポイント

　このタイプの院長は，常に不安と隣り合わせにあるので，懸念される要素はできるだけ取り除くことが大切です．意見や提案する際には「○○の通り，問題ないので，このまま進行してもよろしいでしょうか？」といった具合に明確な根拠・裏付けを提示してあげましょう．また，急に報告されるよりも，まめに報告・連絡・相談することで安心するタイプなので，意識して報連相をするようにしましょう．

⑦ 熱中する人〜楽天家タイプ〜

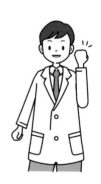

　このタイプの特徴は，好奇心が旺盛で明るく楽観的で日々の生活に刺激を求める傾向にあります．自身が夢中になれることに常にアンテナを張っているため情報収集力に長けています．また，頭の回転が速く，新しいアイデアを生み

出すことが得意と言えますが思いつきで発言することもしばしばあります.

● 長所

いろいろなことに興味を持ち挑戦するタイプなので，知識や経験が豊富です．プライベートでも趣味や新しいことに没頭できるので，仕事も楽しみながらこなすことができます．

性格がポジティブなため，自身がくよくよしないことはもちろん，周囲の人も巻き込んで明るい雰囲気にしてくれます．

● 短所

いろいろなことに興味を持つ一方で，一つのことに集中することが苦手です．また，単調なルーティーンをこなすことも乗り気にはならない傾向にあります．

楽観主義であるがゆえに，思いつきで発言・行動を起こすので,後々問題に発展するということにも繋がります.

● 「熱中する人」 タイプの院長の特徴

⇒ 明るくポジティブで楽観的

⇒ 確認事が細かいとイライラする

⇒ 思いつきで指示を出してくる

⇒ 自分の関心がないことには反応が鈍い

● コミュニケーションのポイント

このタイプの院長は，新しいアイデアが次々と浮かんできますが，思いつきであることが多く，根拠を伴わないこともあるので，一旦意見を尊重してからゴールを明確な形でイメージさせるようなコミュニケーションが大切です．「良いアイデアですね．ただ，このやり方だ

と患者さんが○○なので，一旦は××のやり方にして進めさせてもらいますね」という形です．また，このタイプは多少自分の意見を否定されても楽観的なので「院長，またですか？お願いしますよ〜」と諭しても，機嫌を損なうことは少ないでしょう．

⑧ 挑戦する人〜挑戦者タイプ〜

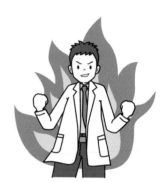

このタイプの特徴は，アグレッシブで野心家でもあり，困難なことに挑戦することにやりがいを感じ，モチベーションが高くなります．自身の能力を活かすことはもちろんですが，周囲にいる人も巻き込んで達成に向けて努力します．

●長所

常にエネルギッシュで周囲を巻き込む力も持ち合わせており，チームを統率することに長けています．また，真っすぐでアグレッシブな性格がゆえに癖が強いようにも取れますが，実行力とはっきり言う言動にはカリスマ性があり，自然と人が集まるようにもなります．

●短所

カリスマ性と統率力に長けている一方で，自分に自信があるため自分の意見を押し通そうとしたり，自身のプランを否定されると不快である感情を露骨に表現してしまいます．

時に厳しい要求をして，できなければ叱責したり高圧的な態度をとることもあります．

JCOPY 498-14830

● 「挑戦する人」タイプの院長の特徴

⇒ 無茶な要求をしてきて，できなければ叱責したり機嫌が悪くなる

⇒ 院長の考えに意見をしたら叱責したり機嫌が悪くなる．または言える空気ではない

⇒ 実行力があり，スタッフを動かすよう仕向けるのがうまい

⇒ 自身の考えに賛同する人間としない人間で態度が変わる

● コミュニケーションのポイント

　このタイプの院長は，自分の能力・考えに自信を持っていて反発されることを嫌います．一方で，頼られると喜びを感じるため懐に入り込むことで円滑なコミュニケーションが可能になります．そのため院長が出した考えに対して「それは違うと思います」などと即座に否定をしないほうが良いでしょう．もし他の選択肢があるのであれば「それは良い考えですね．ではこういうのはどうですか？」と，まず同調して別の選択肢を提示してあげると気分を害しにくくなります．また，こまめに相談をすることで，頼りにしているということが伝われば喜んでサポートをしてくれるでしょう．

⑨ 平和をもたらす人〜平和主義者タイプ〜

　このタイプの特徴は，人との争いごとを避け，平穏を保つことを重視する傾向にあります．平和で円満な状態を好むので，自ら率先して行動を起こすよりも，流れに身を任せるタイプです．また，自身だけではなく周囲の人が喜ぶことを自身の喜びに変えることもできます．

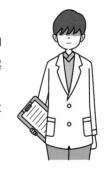

●長所

穏やかで寛大な心を持っており，人の気持ちを理解できるので，相談ごとや面談がしやすいタイプです．誰に対しても平等に接するため，チームを調和させることもできます．積極的に動くタイプではないですが，想像力があり一旦動き出せば大きな力を発揮することもできます．

●短所

争いを避ける傾向にあるため周囲の目線を気にするあまり優柔不断になってしまうことがあります．また，急な変化や改革にも後ろ向きで，時流に乗り遅れてしまうこともあります．

●「平和をもたらす人」タイプの院長の特徴

　⇒決められたルールを変えようとしない

　⇒新しいものを取り入れようとしない

　⇒優しく，なんでも相談しやすい

　⇒誰かの後押しがないと物事をなかなか決められない

●コミュニケーションのポイント

　このタイプの院長は，即断即決するタイプではないので，物事を一緒になって進めていくのが良いでしょう．「私たちは○○をするので，院長は××をしていただけますか？」といった形です．また，このタイプは指示が曖昧になることもあるので，そういった指示を受けた場合は，「○○のような形で進めていくのはいかがでしょうか？」と，具体的な道筋を提示し，納得してもらうことでスムーズに業務が進むことにつながります．

　いかがでしたでしょうか．あなたの医院の院長に当てはまるタイプ

JCOPY 498-14830

はありましたでしょうか？

　このエニアグラム診断は，本来いくつかの質問に答えてタイプを診断していくものになります．まさか，院長に質問を答えてもらってタイプを診断するわけにもいきません．

　ですので，院長がどのタイプなのか？　ということを正確に当てはめることは難しいかもしれませんので，あくまで『どのタイプに近いのか』という参考にしていただければと思います．

　また，ここでお伝えしたいのは「院長も人間で，いろいろな性格の方がいる」ということです．日々院長とコミュニケーションを取る中で「院長の言っていることが理解できない」「院長に自分が考えていることを理解してもらえない」ということがあるかもしれません．しかし，「聞き方・伝え方」を工夫することで，円滑なコミュニケーションが可能になり，業務をスムーズに進めることができるようになります．

　その「聞き方・伝え方」についての理解を，この章で深めていただくことができていれば幸いです．

ここがポイント！

- 院長だけでなく，上司・部下とコミュニケーションを取るときは「聞き方・伝え方」を工夫する

- それぞれのタイプは，どのタイプが優れている・劣っているというわけではない

- まずは自身の性格（タイプ）を理解すると相手の性格（タイプ）を理解しやすくなる

〈中川淳一朗〉

「第一印象」がもたらす相乗効果

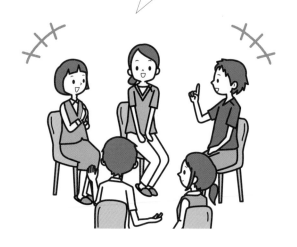

　来院する患者さんは医院に入られた瞬間に何を見ているでしょう？　初めて来院する患者さんは医院に対する期待と不安を抱きながら来院されます．そのとき，医師やスタッフの表情が暗く，忙しいから目も合わせずに対応されるとどう感じるでしょうか？

　期待はなくなり不安は募るばかりです．患者さんにこれから自院に通い続けてもらうには，初めて来院されたときに「この医院は感じが良いな」と思ってもらうことはとても重要です．

　そのため一人ひとりの"第一印象"が大切なのです．

　"第一印象"が良いと医師やスタッフのあいさつ，笑顔，言葉遣い，身だしなみ，立ち居振る舞いだけでなく院内がいつも清潔にしている，設備が整っていることも患者さんに安心感を与え，その一つひとつが信頼へと繋がります．信頼が生まれれば，「何かあったらあの医院に行こう」となり，『患者満

足度の向上』に繋がります.

　従業員の退職で一番多い理由は職場での人間関係です. せっかく同じ志を持って集まった者同士, 尊重し合い, 気持ちよく働きたいですよね.

　ある医院を訪れると院内で交わされるスタッフ間の元気な明るいあいさつや会話, 最高の笑顔が溢れ, 医院の良好な雰囲気が伝わってきました.「何かあったらこの医院に来よう」という気持ちになりました.

　一人ひとりが働きやすい, お互いが認め合う, 意見交換が活発に行われる, 人の温もりが感じられる, そのような「風通しのいい職場」は患者さんにとっても居心地が良いものです.

〈尾崎友哉〉

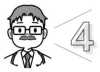

4 院長と勤務医では 考え方は異なる！ なぜ？

ここが違う！　院長と勤務医の仕事内容

　開業医として経営者になる開業医と病院で雇用される勤務医とでは，病気の患者さんを診察し治療するという医師としての業務内容は同じですが，自由度の高い診療スタイルの実現や，理想とする医療の提供などを実現するために開業医への転身を考えられる医師も少なくありません．またクリニックを開業するとなると，診療以外にも経営に関するありとあらゆる面を院長自身で行わなくてはいけません．では，開業医と勤務医とでは，業務の内容にどのような違いがあるのかを見ていきましょう．

① 雇用形態

　開業医の院長と病院などの組織に属する勤務医とでは雇用形態が異なります．病院の勤務医は病院に雇われているという立場から，あくまでも病院の従業員で，一般的な会社員と立場は同じと言えます．病院から雇用されている側ですので，当然ですが，病院の経営方針や人事，または先輩医師の指示に従ったりなど，勤務上にある程度の制限が存在します．

　一方，開業医の院長は医療機関のトップの立場であるため，勤務医と比較し，ある程度働き方の自由度が高いのが特徴です．ただし，トップの立場ゆえに，医療機関で担う責任も重いのは事実です．日々の診

療で自由度を求める場合は，開業医の方が向いていると考えられます．

② 収入

　病院などの組織に勤めている勤務医は，毎月決まった日にお給料が支払われます．そのため，毎月の収入が保証されているという点では経済的な面で安心して働くことができます．ただし，収入を上げたい場合は，雇用者側との交渉が必要となり，交渉しても収入を上げることができない場合も多々あります．

　しかし，開業医の場合は，毎月の医業収入から収入を得ます．医業収入によっては，収入が下がることもあり得るでしょう．ただし，患者数を増やしたり，診療内容を工夫することにより，勤務医よりも収入を上げることは可能です．ただ，大きな違いは，勤務医では一定のお給料が支払われますが，開業医になると患者数により収入変動するため，勤務医より年収が少なくなる場合もあります．

③ 業務内容

　勤務医と開業医とでは立場が全く異なるため，求められるスキルも異なってきます．

　勤務医の場合はあくまで病院に雇われているため，病院の経営方針や人事に合わせて働くスキルが必要です．また，院長や他の医師，スタッフとの人間関係も大事と言えるでしょう．

　一方，開業医は経営者としてのスキルが必要です．この点が勤務医との大きな違いと言えるでしょう．日々の診察を行うだけでなく，医業収入や粗利を把握することはもちろん，患者さんを集めるためのマーケティング対策を考えたり，院内での患者満足度を上げる工夫を行ったり，また，スタッフの採用や募集，教育体制，評価制度など身

に付けなければならないスキルは多岐にわたります.

④ 金銭面

　勤務医は，日々の診察で必要な医療設備や必要な人件費などは組織側が調達しますが，開業医ではそうはいきません．開業医はクリニックを開設するにあたり多額の初期投資が必要になります．医療機器をはじめとした設備資金や広告費，スタッフに支払う給与や当面の生活資金などの運転資金を調達しなければなりません．これらの資金を，多くの院長先生方は銀行をはじめとした第三者から融資という形で資金を借入し，長い年月をかけて返済していきます．返済が終わるまでは，簡単に移転・閉院することができませんので，開業医の道を選ぶのであれば，それなりの覚悟を持って開業されているのが現実です.

　勤務医と開業医とでは，上記のように雇用形態や収入，業務内容，金銭面などで大きな違いがありますが，どちらも医療を提供する専門職であることには変わりありません．勤務医として専門的な医療技術の向上に努め，安定的な収入を得るか，開業医として地域に密着した医療を提供し，収入アップを目指すかは，将来的なキャリアプランをどのように描くかによっても変わってきます.

「雇われ院長」ってなに？

　勤務医として医師のキャリアや実績を積んだ方なら，独立や転職を考えるケースも少なくありません．そこでよくある選択肢が「開業医」としての独立か，クリニックの分院などで雇われる「雇われ院長」があります．ちなみに，求人情報に多い「院長」や「施設管理者」はどち

JCOPY 498-14830

らも，この「雇われ院長」のことを指しています．勤務医として働いていると，病院の当直やカンファレンスなど診察時間に融通が利かないことが多く，このまま勤務医として働くには体力的に厳しいが，開業医としての独立は多額の資金が必要なのでリスクをとりたくない，と将来の人生設計に悩まれている先生方も少なくありません．そのような方の転職先になるのが，勤務医と開業医の中間的な働き方とも言える「雇われ院長」です．基本的に院長職であるため，決められた時間通り働き，契約した給料をしっかりと貰える仕事となります．一方，開業医は医院経営に必要な資金は自分自身で集め，融資を受ける場合が多いでしょう．患者数が少なければ，医業収入はなく，当然給料も発生しません．この点が雇われ院長と開業医の大きな違いです．

雇われ院長のメリット・デメリットを見ていきましょう．

●雇われ院長のメリット・デメリット

メリット	デメリット
・当直やカンファレンスなどがなくなる ・開業に伴う初期投資などは不要 ・来院数の多寡によって給料があまり左右されない	・法人の経営者と考え方が異なれば，契約解除になるケースもある ・医療設備や検査機器などの購入権限がない ・スタッフの採用・募集など人事権を持たない場合がある

　上記のように，同じ院長でも，雇用形態によって大きく立場が変わるだけでなく，業務量や心労も変わってきます．皆さんが勤務されているクリニックの院長はどちらの院長なのかを確認してみるのも良い機会でしょう．

クリニックの院長の3つの大きな役割

　クリニックの院長の仕事は，とても大変でとても悩みの多い仕事です．一般的な企業の社長の多くは，経営データをしっかりと分析し，経営戦略の策定や目標設定を行うことが主たる業務ですが，開業医の院長はそうはいきません．開業医の院長の多くの場合は，「経営者」という社長業と，「医療専門職」として診療・治療を行う医療業という2つの役割を担っています．また，これだけではありません．クリニックの院長にはもう1つ大事な役割があります．それは，医療事務などのスタッフの教育やマネジメントを行う「管理者」としての役割です．それでは，クリニックの院長の3つの役割について1つずつ詳しく見ていきましょう．

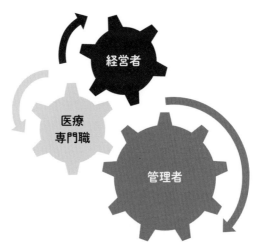

クリニックの院長の3つの役割

JCOPY 498-14830

● 経営者としての業務例

・経営方針の決定

・経営状況の分析や対外交渉

・増患対策

・業務の効率化対策

・資金繰り

・医療機器や検査機器などの購入・管理

・患者トラブルや苦情の処理

● 医師・歯科医師・柔整師としての業務例

・処置（治療）

・検査

・診断

・カルテ入力

・紹介状作成

● 管理者としての業務例

・スタッフの教育・育成・研修の実施

・スタッフの採用・募集・面接

・スタッフの労務管理

・必要に応じたスタッフミーティングなどの会議の実施

・物品購入

　これらの業務に加え，製薬会社や医師会などが主催するセミナーや勉強会などにも出席される院長もいらっしゃいます．さらには，院長でも接遇セミナーに参加されたり，あるいは経営セミナーなどに定期的に参加され，自己研鑽に努められている院長もおられます．

勤務医から開業医になって増える代表的な業務

　ほんの一部ですが，勤務医から開業医になって増える業務のうち代表的なものを一部ご紹介いたします．

分野	業務内容	備考
経営	経営モニタリング資料作成	患者数や単価などの分析
経営	経営方針の検討	
診療	患者への配布資料の作成	
診療	予約システムの運用	
診療	備品の発注	
WEB	ホームページ	ページの追加，お知らせやブログの更新
WEB	WEB広告	結果のモニタリングや業者との折衝
Web	口コミ対策	グーグルやポータルサイトの口コミへの返答
経理	現金管理	
経理	窓口収入の管理	
経理	銀行入金	
経理	経営の試算表の確認	税理士からの試算表を確認
経理	未収金の回収	未払いの患者さんへの対応
労務	勤怠確認	タイムカードのチェック
労務	給与計算	
労務	給与振り込み・明細の発行	
労務	労務保険関連	保険料の納付，年度更新
労務	社会保険関連	保険料の納付，年度更新
労務	入職・退職者の手続き	
労務	就業規則の更新	
人事	昇給・賞与の決定	

JCOPY 498-14830

人事	スタッフ面談	評価のフィードバック
人事	新人スタッフの対応	案内，制服の準備
採用	求人媒体作成	業者担当者とのやり取り
採用	応募者対応	書類選考，採用試験，面接
運営	シフト作成	
運営	外部業者とのやりとり	特約店，WEB 関連，検査，廃棄物など
運営	クレーム対応	
運営	院内イベントの設定	勉強会，忘年会，新年会など
運営	院内マニュアルの整備	
法務	契約書確認，捺印	各種業者等
法務	契約書保管	
行政	保健所手続き	
行政	厚生局手続き	
行政	公費申請	
行政	防災計画	
その他	院内清掃	業者対応
その他	その他	突発業務（機器の故障，システムの不具合など）

　クリニックによっては，顧問の社労士や税理士に一任されていたり，事務長がいるクリニックでは事務長が実施されている業務もありますが，特に開業初期のクリニックや事務長がいないクリニックでは院長自身がこれらの業務を行うこととなります．業務内容は経理や労務はもちろん，人事，採用，マーケティング，行政手続きなど多岐にわたります．これらの知識を身につけなくてはならない苦労もあり，また診療時間以外にこれらの業務を行わなくてはいけない時間的負担もあります．

日本が人口減少時代に突入してクリニック経営が難化している今，このような時代だからこそ，クリニックでは，「本当の意味での院長」が求められています．

　では，本当の意味での院長とはいったい，どんな院長なのでしょうか？　それは，上述した院長の役割である「経営者」「医療専門職」「管理者」の3役をどれもおろそかにせず，上手くバランスを取りながら医院経営を行っていくことです．ただ，院長も人間ですので，一人だけではできる限界もあります．院長の心労が感じられたときなどは，是非，皆さんから「大丈夫ですか？　何か手伝いましょうか？」などの気遣いの声をかけてあげることをおすすめします．その場では，院長から断りのお返事を貰ったとしても，心の中では嬉しくて感動していることが多いようです．

　開業して院長になるということは，経営者としての視点とプレイヤーとしての視点の両方を持つという非常に難しいバランス感覚を身に付けなければなりません．そして3役の業務と責任のすべてを院長が負うことになるため，中途半端な覚悟ではやっていけないことは想像いただけると思います．開業後に「こんなはずではなかった」と後悔しないためにも，開業前にしっかりと意識することが大事と言えるでしょう．

開業医のメリットとデメリット

　クリニックの院長というと，"やりがい"という面や給与や休診日の設定などメリットを思い浮かべる人は少なくありません．もちろん，メリットがあることも確かに事実ですが，メリットばかりがクローズアップされ，デメリットがないがしろにされている傾向にあるのが事

実です．実際，クリニック経営を行っていくことへの不安を抱いている院長が多いのが現状です．なぜなら，「個人事業主」のような立場になってしまい，開業・運転資金の資金繰りから，高額な医療機器や検査機器の購入，スタッフの給与，備品の確保はもちろん，クリニックの光熱費や水道代など，開業には悩みが尽きません．特に開業当初は医院経営が軌道に乗るまで，クリニックの赤字状態が続くと，院長への心理的負担はとても大きくなります．一般的に，院長は給与が高いと思われがちなのですが，実際はクリニックの開業に伴う金融機関からの「借り入れの返済」もあることが多いため，皆さんの想像以上に心理的な不安やストレスを多く感じているのが現実です．また，一旦クリニックを開業してしまうと，デメリットもたくさんあります．

デメリット1 資金調達や資金繰り等の経済観念が必要

　開業するデメリットは何といっても資金の負担が大きいことです．建設費，医療機器を用意する費用など開業時にお金がかかるのはもちろんのこと，開業後も人件費やテナントを借りていれば家賃がかかります．そこで開業するなら資金をしっかり用意しておくことが大切です．自己資金だけでなく融資してもらうことで余裕を持って経営ができるようになります．

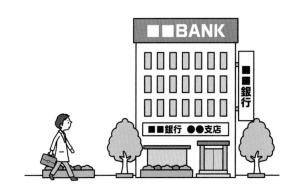

デメリット2 体調不良になっても代診を頼めない

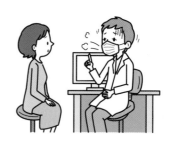

　病気を治す院長でも風邪を引いたりして体調不良になることはあります．勤務医なら代診の先生がいれば休んで他の先生に代診を頼むことができます．しかし，開業医の場合は代診の先生がいれば別ですが，代診の先生がいないクリニックが多く，体調不良になっても診療しなければならないのが現実です．体調が悪くても休めないのはデメリットと言えるでしょう．学会など事前に分かっている場合は前から休診にしてお知らせすることができますが，体調不良は急に来るものなのでなかなか休めないのが院長の大きな悩みです．

デメリット3 トラブルへの責任がある

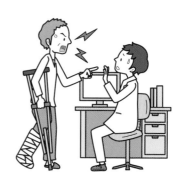

　医療過誤などにより患者さんやそのご家族からクレームや訴訟を受けたときに全面的に自分で責任を負わなくてはいけないのが開業医のデメリットの1つです．確かに勤務医でも同じようなリスクはありますが，病院に勤務している場合は病院も同様に責任を負います．雇われ院長の場合も同様です．しかし，開業医は院長がトップに立つことになるため，このような場合のリスクがあります．また，スタッフの皆さんがミスをしたり患者さんに迷惑をかけたときなどは，当然ですが，すべての責任を院長が担わなければなりません．

JCOPY 498-14830

デメリット4 患者さんを自分で集患する必要がある

クリニックを経営していくためには患者さんを
集めなくてはいけません．勤務医は病院側が集患
をしてくれますが，開業すれば集患も自分でする
必要があります．HPを作成したり，チラシを配っ
たりと，地域の人に認知してもらうための対策を
考えなくてはいけません．ここで勤務医とは異な
り経営者としてのスキルが求められます．

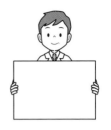

デメリット5 近隣の医療機関との関係づくりが必要である

患者さんの中には，クリニックで治療ができず，専門の医療機関や
病院に紹介することもあります．そのため，近隣の医療機関との関係づ
くりも大切な院長の業務です．また，近隣の医師会などのコミュニティ
や院長が所属する医局との関係づくりも必要となってくるでしょう．

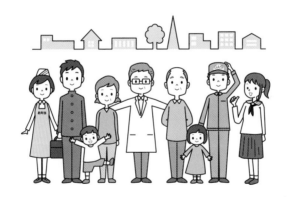

開業医と勤務医を比較した場合，互いにメリットとデメリットが存
在します．メリットによる印象ばかりが独り歩きし，デメリットに目
を向けられにくいのも医療業界の特徴といえます．ですので，是非，
みなさんのクリニックの院長についてもこれらのことに一度目を向け
てみるのも良い機会ではないでしょうか．

●開業医のメリット・デメリット

メリット	デメリット
・自分の裁量で医院経営ができる ・地域に根付いた医療を実施できる ・自分の都合に合った診療時間や休診日を設定できる ・患者数が増えると年収を大きくアップさせることができる ・定年がなく，老後も働き続けることが可能	・開業資金の調達や資金繰りが大変 ・近隣の病院やクリニックなどの関係づくりが必要 ・患者数が少ないと，経営困難に陥る可能性がある ・医療だけでなく，経営の部分も学ぶ必要がある ・体調不良時などでは，代診を頼めない

●勤務医のメリット・デメリット

メリット	デメリット
・給料が安定している ・福利厚生がある ・経営や宣伝活動に係ることが少ない	・開業医と比較すると収入面で少ない傾向にある ・人事異動がある ・診療時間に融通が利かない

院長も同じ人間

　クリニックの院長の一番の想いは，やはり「地域医療に貢献したい」に尽きます．1つの症状に対して治療方法はたくさんあります．それだけに自分がやりたい治療があっても勤務医の場合は病院側の方針に従わなければならず，思い通りにならないこともあります．そのため，院長の信念や提供した医療への想いを実現できるのが開業医の一番の魅力と言えます．また，自分が理想とするビジネスパートナーを決めることもできるのも事実です．おそらく，皆さん自身も，勤務されているクリニックの院長がこの人なら，と認められた人であるはずです．

　ご紹介したように，開業医と勤務医とでは，業務内容に大きな違いがあり，それゆえ，開業後の多くの院長は戸惑いや悩みを抱えることが多々あります．だからといって開業の準備に費やした時間やお金，たくさんの人達の協力を無にして，勤務医に逆戻りするわけにもいきません．勤務医マインドから開業医マインドに意識を変えていくことが必要なわけですが，院長もみなさんと同じ人間です．頭ではわかっているつもりでも，なかなか「医療専門職」「経営者」「管理者」を上手くこなすことにアップアップしているのが現実です．皆さんの勤務されているクリニックの院長が辛くて苦しそうな顔をしている時は，悩みを聞いてみるのもおすすめです．皆さんと同じように悩みや不安を誰かに聞いてもらえるだけで，心労が軽くなることがあると思います．是非，苦しいときこそ，お互い助け合いの精神を持つことで，上手く院長と信頼関係を築き上げることができますので，一度試してみてください．

✋ ここがポイント！

- 🔊 同じ院長でも勤務医と院長では，雇用形態・収入・業務内容が異なる

- 🔊 院長になると，経営者・医師・管理者の３つの役割がある

- 🔊 不安や心労と戦っている院長にとって，スタッフの皆さんのサポートが必要不可欠

〈多田遼祐〉

目は口ほどに物を言う

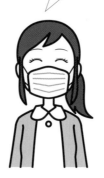

　日頃から感染症対策でマスクを着用して勤務している方も多いと思います．マスクを着用していても，おもてなしの心をしっかりと伝えることは医療従事者としてとても大事なことです．「あの人は，第一印象は良くないけど，付き合ってみると案外いい人だね」日常生活でそのような言葉を耳にすることもあると思います．しかし，患者さんとの応対は時間をかけてお互いのことを深く知り合った上で始めるわけではありません．だからこそ，第一印象特に「表情」がとても重要です．

良い表情の秘訣は
　1.目じりが下がりぎみになる
　2.口の両端（口角）が上がる
　3.相手の目をやさしく見る（アイコンタクト）
の3つのポイントを意識することです．

　しかしマスクを着用している医療従事者は相手から笑顔と感じとれる「口の両端（口角）が上がる」を相手に表現できないため表情が伝わりづらくなります．また声が通りにくくなり，いつも以上に自分の声が相手に聞こえづ

らいのです．だからこそ医療従事者にとって目の表情はとても大切です．こ
とわざでも『目は口ほどにものを言う』と言います．患者さんへ良い印象を
与える手段として，目の表情・アイコンタクトがとても重要です．朝礼や昼
礼などでマスクをつけたままアイコンタクトの練習，目じりを下げる練習な
どを取り入れてみてはいかがでしょうか？

〈尾崎友哉〉

5 院長が期待していること，やってほしくないこと 院長の悪い癖一覧

　クリニックで勤務しているスタッフなら，誰しも少しでも院長に好かれたい，怒られたくないと思います．ただ，院長といっても，性格や価値観も異なり，診療方針も様々です．そのため，日々の業務で院長と良い人間関係を築きたい，または，怒られたくないと思ってはいるものの，ついつい地雷を踏んでしまうなんてこともあります．そこで，ここでは，院長が主にどういったことを望んでいて，逆にどのようなことをしてしまうと怒ってしまうのかを，よくお聞きする事例からご紹介したいと思います．

院長がいつも考えていること

　まずは，1つの例として，クリニックを直接見て，実際に上手くいっているなぁと感じている院長について記載したいと思います．ここで言う上手くいっているとは，以下に示す内容になります．

- ・クリニックの経営が好調
- ・スタッフが働き甲斐を感じている
- ・患者さんからの評判が高い，人気がある
- ・院長のライフプランが明確で順調

の4つのバランスが取れていることです．つまり，診療，経営，プライベートのそれぞれが充実していて，はじめて院長は満足感を感じる

JCOPY 498-14830

わけです．院長も1人の人間ですので，診療だけが上手くいっていても，クリニックの経営が傾いていたり，あるいは，プライベートがおろそかになると，やっぱり不安や焦りを感じ幸福感を得られなくなってしまいます．特に上手くいっているクリニックの院長は4つのバランスを取る時に患者さん，スタッフ，院長の誰もが主役になれる組織マネジメントをしているということです．なかでもスタッフマネジメントが上手くいっています．このような院長は何よりも「人に頼り，任せる」のが上手です．マネジメントが上手くいっていないクリニックでは，院長が多くの事を管理している傾向にあります．しかし，上手くいっているクリニックの院長は「スタッフを信頼し任せて，マネジメントの仕事を徐々に手放し」，経営者の仕事に重点を移していっています．ただ，「任せること（権限委譲）」は簡単に見えて院長にとってはとてもハードルが高いものです．今，クリニックが上手くいっている院長も，実は過去にスタッフとぶつかり，スタッフが大量に退職したという経験を持っておられる方も少なくありません．理由は院長の医院経営への「不安」や「焦り」です．まだ若いスタッフは院長を超える成果を出せません．だから院長はどうしてもスタッフを「減点方式」で見てしまう傾向にあります．そして上手く仕事ができないスタッフにイライラして，患者さんの前で怒ってしまう院長もいます．

　一方，上手くいく院長はスタッフの長所や日常の努力をちゃんと見ていて，「子供の介助が上手くなったね」とさらりと声をかけるのです（加点方式）．とはいっても，院長も人間ですので，どうしても自分自身に余裕がない時だってあります．そんな時こそ，スタッフの皆さんも何かクリニックの役に立ちたいと思ってはいるものの，何をすればいいのか，院長は今何を考えているのかなどを悩まれている方も少なくありません．そこで，院長は普段どんなことを考えているのか，診療，経営，プライベートに分けて一例をご紹介いたします．

●診療（治療）

　診療で院長がいつも考えていることは，やはり，自分の診療が患者さんに評価されているかということに尽きます．様々な症状や不調で悩まれている患者さんを治してあげたい，少しでも楽にしてあげたいと思ってクリニックを開業しているわけですから．良い医療を提供したいという思いはクリニックで一番強く，そのために新しい治療法や医薬品や最新機器の情報の習得に努められています．また，そのためには学会等への出席もされています．また，この部分は医院経営と重複する部分ではありますが，より良い医療を提供することで，クリニックの評判や口コミが上がり，クリニックのリピーターや新規患者を増やすことに繋がります．

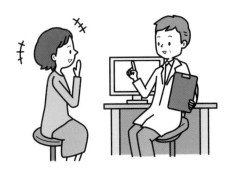

●経営

　経営という側面で院長が一番気にされていることは，クリニックの売上であることが多いです．売上と聞くと，「やっぱりお金が大事なのね」と落胆する人も多いことでしょう．ただ，経営者である以上は，お金のことをないがしろにすることは絶対にできません．なぜなら，売上が全て，院長のお給料になるわけではないからです．売上から，診療や治療で用いる検査機器や医療器具の費用はもちろん，クリニックのローンや家賃，駐車場代，光熱費，さらにスタッフの皆さん

JCOPY 498-14830

のお給料もお支払いするわけです．社会保険に入っている方がいれば，保険料も支払っています．それら諸々を全て引いた残りがクリニックの利益となるわけです．ですので，クリニックの売上が下がれば，院長の給料云々の前に，クリニックの家賃やスタッフの皆さんのお給料をお支払いすることができなくなる可能性もあるわけです．ク

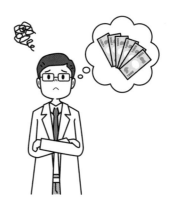

リニックによっては，院長の給料をカットして，スタッフへの給料にクリニックの売上を回しているところもあります．だからこそ，経営者はお金についていつも悩まれています．

● プライベート

院長だってプライベートがあります．診療や医院経営が上手くいっていても，プライベートが充実していないとやはり幸福感を感じないのが人間というものです．診療や医院経営で日々忙しい院長はついつい，プライベートにかける時間が疎かになりがちです．

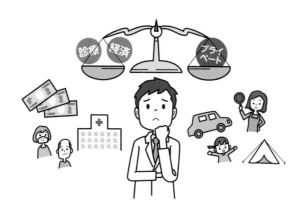

怒りたいわけではない！ スタッフに期待していること

　若手のスタッフは院長に怒られることが多いと思います．中でも毎日のように怒られている新人スタッフもいるのではないでしょうか．院長から怒られるとどのような気持ちになりますか？　落ち込むことがあると思いますし，感情的にイライラすることもあると思います．当然人間ですから，そういった感情が芽生えることはあるでしょう．しかし，実は，怒られることは自分の成長のためにはマイナスではなく，プラスだったりもします．主に怒られるということは，次の特徴があります．

●怒られるときの 2 つの特徴
・これからの成長に期待されている
・自分では，気付かないところを指摘してもらえる

　実は怒ることは意外とエネルギーを使います．院長は怒りたくて怒っているわけではなくて，見込みがあるから怒っています．ストレス発散のために当たり散らすように怒る人は別ですが，基本的には，スタッフの皆さんに期待しているからこそ怒るわけです．「怒られているうちが花」と言いますが，実は本当にそのとおりで，「この人に怒っても無駄だ」と思われてしまうと，怒ってもらえなくなってしまいます．つまり，怒られているうちは，見込みがあると思われているということです．しかも，怒ってもらえると，自分の足りない部分や至っていない部分に客観的に気付くことができます．怒ってもらえないということは，自分に足りない部分に自分自身で気づく必要があり，これは，なかなか難しいことなんです．例えば，自分が無意識のうちに癖でやってしまっていることもあるからなんですね．

JCOPY 498-14830

院長を怒らせない！ スタッフにやってほしくないこと

　ときには，ミスをしてしまい院長に怒られることもあると思います．ミスは誰にだってあることです．失敗してしまったことは，素直に反省し次のステップに活かしましょう．ただし，同じ「怒る」でも，内容によっては院長の心情は大きく異なってきます．

　例えば，今までに経験したことがない病状の患者さんで，問診する内容が不足していたなどは，未経験の要素が含まれるため，院長も教育という側面で「怒る」という選択肢をあえて取っていることが多いです．一方で，同じ問診でも一日に何度も来院されるような病名の患者さんに確認する内容が抜けていて，それが何度も注意されているにもかかわらず，また同じことを繰り返してしまった場合はどうでしょうか．当然ですが，「またか」と思ってしまうでしょう．つまり，同じ「怒る」でも，院長の気持ちはまったく異なり，中身がまったく異なるということです．つまり，院長からみて，スタッフにやってほしくない「怒る」があるわけです．では，どのような場合は，それに該当するのでしょうか．

「この前も同じミスをしていたじゃないか！」
「また遅刻か！」
「何回も同じことを言っているじゃないか！」
「せめて報告ぐらいしてよ」

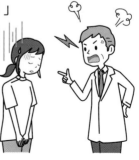

　みなさんも心当たりはありますか？院長からすると「これぐらいはやってほしい」といった最低ラインの期待値があります．

- ・同じミスを繰り返さない
- ・時間を守る
- ・最低限の報・連・相

　この3つの最低ラインを下回った結果を出してばかりいると，院長は「またか」と思ってしまいます．つまり，院長からすると，また同じ内容で怒る必要があり，体力も余計に使ってしまうわけです．逆を言うと，怒りの原因は院長の期待値を満たさなかったことによるものです．自分がもし怒られたときは，院長が求めていたことを満たすことができなかったからということになります．見方を変えると，**ここまではやってくれるだろうと自分に期待していた**，ということなのです．

　実は，人とのコミュニケーションというのは，常に期待への受け答えの繰り返しです．仕事以外にも，家族，友達でもスポーツでもなんでもコミュニケーションを取る場合は，少なからず相手の行動を予想しながら自分も行動しています．とくにクリニックは人ありきの仕事ですので，結果としては次の3つのうちどれかになります．

- ・仕事の結果が，相手の期待を上回る
- ・仕事の結果が，相手の期待どおり
- ・仕事の結果が，相手の期待を下回る

　もちろん，期待を上回るの一番いいわけです．その結果，院長やスタッフの皆さん自身も楽しい気持ちになりますし，結果としてクリニックが明るい雰囲気になるわけです．相手の期待を下回ると，信用を失ってしまいます．患者さんであれば，二度と来院してもらえません．もし，怒られ方が，院長の期待を下回っているようであれば，注意が必要です．まずは，院長の最低ラインの期待値が何なのかを確認することが大切です．

JCOPY 498-14830

院長の悪い癖と対処方法

　院長もスタッフの皆さんもやはり一人の人間であり，性格もそれぞれあるわけです．万人に好かれようと思ってはいるものの，どうしてもウマの合わない人はいますし，なかにはより好みの激しい院長もいます．ただ，数々のクリニックを見ていると，そういう院長に限って仕事となるとキレがあったり，どんどん成功していく人が多いように感じます．だからこそ，ウマが合わなかったり，嫌われているなと感じたりする院長であっても，絶対にコミュニケーションを疎かにしてはいけません．どんなに癖が強い院長であっても，その院長といかに上手く付き合っていくかは，クリニックで働くスタッフの皆さんにとって最重要課題です．そのためには，院長の性格や癖を把握し，上手く皆さんが院長に働きかけることも大事になります．そこで，クリニックの現場でよくお見かけする院長の代表的な10個の悪い癖をご紹介いたします．

●院長の代表的な悪い癖
　1．言い方がストレート
　2．感情的な性格
　3．常にストレスを感じているストレスフル院長
　4．ひねくれ屋
　5．「これが唯一の正しい道」という思い込み系院長
　6．マウンティング系院長
　7．研修医時代に受けた教育の反動を受けている
　8．さびしくてたまらない院長
　9．リア充系院長
　10．意識高い系院長

どうでしょうか．みなさんがご勤務されている院長はどれか当てはまりますか？

　なかには，いくつも当てはまるという院長もいるのではないでしょうか．院長といってもいろいろなタイプの人がおられます．ただ，どのタイプの院長であっても，スタッフの方からお聞きする共通のお悩みはやはり，院長から何か言われたときの対処法，いわゆるコミュニケーションが一番多いです．そこで，通り一遍にはいきませんが，院長と上手くコミュニケーションをとるためのポイントをいくつかご紹介いたします．

① 大声でハキハキと返事する

　業務中ついミスを犯してしまったことで，院長からきつい言い方をされて「うっ…」と傷つくこともあります．そんなときほど，元気が出ず，はきはきとしゃべることができないのが人間です．傷ついた心を立て直すには，逆にあえて大きな声を出して返事をしてみるのも時には有効な対策です．院長の中には，体育会系の方も少なくありません．体育会系の院長ほど，荒々しい言葉を発したり，少しの壁なら気合でなんとかなると言ったりもします．そんな院長ほど，スタッフの皆さんが落ち込んで弱っているところを見ると，くよくよするなと逆上することもしばしば．院長を逆上させないように，大きな声で「はい！　ありがとうございます！」と言うのも有効な対策です．

② 院長の本当の心理を考えましょう

　院長がきつい物言いをするときは，たいてい院長自身が精神的に余裕がない状況が多いです．そのため，さびしさを感じている院長ほどつっけんどんな対応が増えたり，経済的に不安を感じている院長ほど

攻撃的になったりします．ですので，繰り返しになりますが，このような時は院長ご自身もゆとりがない状況であることを脳内にインプットしておくと，院長への見方も変わるはず．診療中よく観察すると，なかには，歯をずっと強く噛み締めていたり，いらだたしげに指で机をトントン叩いていたり，つま先を打っていたり，普段よく雑談する院長が逆に口数が少なくなったりなど，様々なサインが存在します．怒りの感情の根源になるのは，たいていさびしさや不安を感じている場合がほとんどです．そのようなときにスタッフの皆さんから院長に声をかけるなんて，なかなか勇気のいることですが，一度，スタッフの皆さんから声をかけてみるのも良いかもしれません．院長の心の奥を想像する余裕が生まれてくると，大きく傷つくことも少なくなりますので，一度試してみてください．

③ 落ち込んでもすぐに立ち直れる状態を作る

　人間なら誰しも厳しい言い方をされると傷つくものです．大事なことは，傷ついた状態をいつまでも引きずらないことです．院長から何か言われて「うっ…」となった際に，あらかじめ対応策を持っていれば，傷つくことはあっても，すぐに立ち直ることができいつまでも引きずらなくて済みます．緊張した状態が続くと人間は知らない間に呼吸が浅くなってしまっています．そのようなときは，例えば，胸を張って大きく深呼吸しながら，窓の外に目を移したり，空を見上げるのも有効です．遥か遠くまで広がった大空に目を向けるだけで，気分の切り替えができることもあります．また，どんな状態でも気分を切り替える方法としてアンカリングという手法があります．アンカリングについては，後ほど詳しく紹介いたします．

④ 言い分があっても感情的にならない，無視をしない

　院長からきつい調子で同意を求められたら，ひとまず「そうですね」「わかります」と言っておくことも1つの方法です．スタッフの皆さんに受け止めてもらったと思うことで，精神的に安心を覚える院長もおられます．きびしい院長ほど，無視や無関心といったことに敏感であったりします．攻撃的な院長ほど，スタッフが無反応だとさらに語気を強めて攻め立てます．皆さんご自身の心を守るためにも，上手く会話をクッションさせ，院長の言葉を吸収することも有効です．

⑤ 院長の機嫌を損ねないように反論する

　これは対処法4からの延長にもなりますが，なかにはスタッフの皆さんにも言い分があったり，院長が間違っていることもあると思います．その場合，相手の話を聞いているだけでは，解決しないこともあります．ただ，相手に反論するといっても，絶対にやってはいけないのは，「理屈や議論で説得しよう」とすることです．それでは，たとえ議論で勝っても相手は本心から納得してくれないでしょう．人間は説得されて動くのではなく，自分から納得したときに動くものです．つまり，皆さんの言い方次第では，いくら皆さんが正しいとしても，正しさが仇となってしまうこともあります．そこで，このような場合は，相手を不愉快にさせることなく反論すること大切ですので，上手く反論するための方法をご紹介いたします．

ポイント1 まずは相手の意見をクッションする

　相手の意見に対してすぐに反論するのは逆効果です．ガラスのコップをそのまま床に落とし，自らコップを割りにいくようなものです．そこで，まず「クッション」で受け止めて衝撃を和らげます．ただ，

JCOPY 498-14830

クッションと言われてもどうしたらいいか分からないという人は，自分ならどう思うかを考えてみるのも良いでしょう．人は自分の発言を他人から頭ごなしに否定されるとイラッとしたり，受け入れにくくなったりします．まずは，相手の言っていることを「受け入れる」ことが大事です．ここでは，ほんの一部ですが，代表的なクッションとなる言葉をご紹介いたします．なかには，日ごろ使わない言葉もあると思いますので，自分がすっと口に出しやすいものを前もって決めておき，相手から反対されたときなどにすぐに口から言葉として出せるように練習しておくのもお勧めです．

「クッション」となる言葉としては次のようなものがあります．自分がすっと口に出しやすいものを決めておき，相手から反対されたときなどにすぐに口から出るように練習しておくといいでしょう．

代表的なクッション言葉
「そうですか，そこがポイントなんですね」
「そうですね．その通りです」
「なるほど．確かにそう思われて当然です」
「説明が足りず失礼いたしました」
「私の考え過ぎかもしれませんが」
「こちらの都合で恐れ入りますが」

　相手の反論を乗り越える最良の方法は，まずは相手の意見を尊重することです．相手を尊重する姿勢を見せながら，自分も相手と同じ考えを持っていることを印象づけ，「私はあなたの味方です．おっしゃることはよくわかります」というメッセージを発信しておけば，人間関係が崩れることはないでしょう．

ポイント2 「イエス・アンド法」を有効活用する

イエス・アンド法とは，「そうですね」と相手の意見に同意した後に，「実は〜」「さらに〜」「加えて〜」「そして〜」のような肯定的な接続詞でつないで，相手の意見の延長上の自分の意見を述べる話法です．業界問わず，営業マンがよく商談などで活用する話法の一つです．

院長　　「提案してもらった備品の購入の件だけど，値段が少し高いかな」

スタッフ「そうですよね．実はすごく性能がいいので高いんです」

ここで，否定的な接続詞を活用してしまうと，例えば
「そうですよね．でも業務の効率は向上しますよ」となります．
上記のフレーズを見て，いかがでしょうか．どちらも相手の意見に同意するという点では同じですが，接続詞を変えて発想を変えることでこれだけ相手に違う印象を与えます．相手に何かを反論するときは，「クッション＋イエス・アンド法」を意識して反論することで，院長にも機嫌を損ねずに反論できます．

ポイント3 具体例を活用することで説得力を高める

反論の最後には，相手をあなたの意見に引き込んで，納得させることでより効果的な反論を行うこともできます．そのためには，具体的な事例を挙げることで，より説得性を持たせることが大切です．例えば，インターネットの情報や近隣のクリニックでの事例があることをデータとして示したり，公的な数字を示すことで，相手の提示した意見よりも，あなたの反論のほうが正しいことが客観的に分かります．

JCOPY 498-14830

⑥ 自分自身のガス抜き方法を持っておく

これは直接的な方法にはなりませんが，自分自身のガス抜きの方法は必ず持っておくことをお勧めします．例えば，トイレへ行った際に，誰もいないのを見計らい怒りを表現したり，業務の合間にフリスクを食べる，あるいは昼食に美味しいものを食べるなど，業務に支障をきたさなければ問題ありません．自分に負荷がかかりストレスを溜め続けると，いつかは精神的に悲鳴を上げてしまいます．その日に受けたストレスは，できる限りその日のうちに解消することを習慣化することが理想です．どうしても嫌なことがあったときは，先輩スタッフや同僚を誘って，一緒にご飯に行くのもお勧めです．

気分を上手く切り替えるアンカリング

アンカリングとは，過去の楽しい記憶や感情を，船がアンカーを下ろすようにつなぎとめておき，いつでも自由に引き出せるようにするテクニックです．仕事やプライベートでも何か上手くいったときは，自分に自信ができ，時には「やればできるんだ」という感情を抱くこともあります．その状態が長く続けば問題ないのですが，どうしても一過性となってしまうのが人間です．ただ，その高揚感をいつでも自分の思い通りに引き出すことができたらどうでしょうか．アンカリングを上手く活用することで，仕事で何かプレッシャーを感じていたり落ち込んでいるときに上手く高揚感を引き出すことで，落ち込んでいた気分をいつまでも引きずることなく，モチベーションを維持することも可能です．ただ，アンカリングと言っても，何か特別なスキルが必要になるわけではありません．アンカリングとは，例えば，アスリートがよく活用する「集中モード」にいつでも切り替えるための訓練と

思っていただければと思います．では，業務や日常生活で上手くアンカリングを行う方法をご紹介いたします．

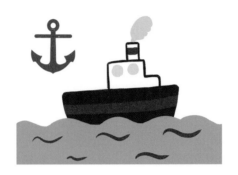

◯ アンカリングの方法

STEP 1 アンカーを設定する

まず，自分自身のポジティブなイメージ（アンカー）を設定します．皆さんの過去の体験や経験を振り返り，自分が最も自信にあふれていた瞬間や，いちばん輝いていた瞬間を思い出してみましょう．「テストで良い成績をとったとき」「学生時代の部活動で試合をやりきった瞬間」などが，アンカーの一例として挙げられます．大事なことは自分自身にとってポジティブな経験であるということです．周りの方やご家族・友人がどうこうではないとうことです．

このアンカーに設定した「輝かしい瞬間」のイメージは，アンカリング時に毎回想起することになるので，妥協せずにしっかりとイメージを固めておくことが大事です．できれば，目に映っていたもの・音・匂いなど，視覚・聴覚・触覚などの感覚でイメージし，具体的に思い浮かべられる記憶を選ぶのが，アンカリングを成功させるコツです．

JCOPY 498-14830

STEP 2 「最高の自分」を表現するフレーズを作る

ステップ1で想起した皆さんの「輝かしい瞬間」において自分がどんな気分だったかを，一言で表現しましょう．「自分はどんなことでも成し遂げられる」「自分は天才だ」「自分は最高に幸せだ」という具合です．今後アンカリングを実施する際に毎回使うことになるので，なるべく短くてシンプルな言葉にしてください．

STEP 3 アンカリングの条件づけを設定する

次は，アンカーを引き出すための条件づけ，いわゆるトリガーを設定します．アンカリングがうまくいけば「右の耳たぶを強くつまむだけで，最高の自分を達成したときの感情がよみがえる」というような流れになります．ここで言う「耳たぶを強くつまむ」が条件づけ（トリガー）に当たります．日本人が梅干をみると，無意識のうちに口の中で唾液が分泌されるというのも反射という条件づけによるものの一例です．あまり難しすぎるジェスチャーは条件づけに向きませんので，仕事中などでも比較的簡単なジェスチャーがお勧めです．

STEP 4 アンカーとフレーズとトリガーを関連づける

ここまでくるとあと一息です．最後は，これまで設定してきた「アンカー」「フレーズ」「トリガー」を関連づけします．できれば，人に邪魔されず集中できる場所がお勧めです．「自分が輝いている瞬間」を頭の中でイメージしましょう．当時の感情や心境をできるだけ，視覚・聴覚・触覚などで具体的にイメージし，その時の環境をなるべく詳細（どの場所にいたか・周りにどんな人がいたか，天候はどんなだったか）に思い浮かべてください．気分が高ぶってきたら，最高の自分のフレーズを心の中で唱えましょう．そして，感情がピークに達する直前に，トリガーを行ってください．

この流れを何度も繰り返し,「フレーズを唱えトリガーを行うと,反射的に記憶が蘇る」という状態になったら,アンカリングは成功です.

アンカリングを練習しても最初は上手くいかないこともありますが,アンカリングを体得すると仕事だけでなく,日常生活にとってもとても活用できるスキルでもあります.是非,トライしてみてくださいね.

👆 ここがポイント！

- 院長は診療・経営・プライベートが上手くいっていると満足感を感じる

- 院長の最低ラインの期待値を下回るような怒られ方をしてはいけない

- 院長に反論するときは,機嫌を損ねないように反論する

- 気分を上手く切り替え,最高の自分を演出するためにはアンカリングが有効

〈多田遼祐〉

JCOPY 498-14830

COLUMN ③

仕事を早く覚える方法と大切なポイント

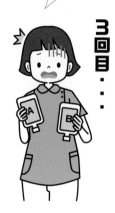

「簡単な仕事なのにすぐに忘れてしまう」「いつも同じミスをしてしまう」などの悩みはありませんか？　どんな職種であっても仕事を覚えるには時間がかかるものです．しかし，仕事が覚えられないのには何か原因があるかもしれません．

原因1　仕事の目的・意図を理解していない

対処法　仕事を覚えるために大切なのは，仕事全体を理解し仕事の意味を考えることです．仕事でわからないことがあれば，理解するまでしっかり先輩などに質問するようにしましょう．

原因2　仕事の要点を押さえるのが苦手

対処法　仕事を覚えるうえでメモは欠かせません．メモは情報を整理して記憶できること，後で見返して思い出すことができます．まずは要点をキーワードや短い一文で表すことです．

3回目…

⑤　院長が期待していること，やってほしくないこと　院長の悪い癖一覧

原因3 優先順位を立てるのが苦手

対処法 優先順位のコツは「締め切り」を意識することです．仕事の期限が迫っているものから優先順位をつけることができます．

原因4 わからないことをそのままにする

対処法 説明してもらったのに「わかりません」と言うことは勇気がいります．しかし「聞くは一時の恥，聞かぬは一生の恥」です．わからないときはわかったフリをするよりも質問した方が高評価にも繋がります．

　ちょっとした工夫で，仕事の上達度は大きく変わることがあります．わからないことがあれば，すぐに院長や先輩に確認し，患者さんに安心して医療を提供できるよう努めましょう．

〈尾崎友哉〉

JCOPY 498-14830

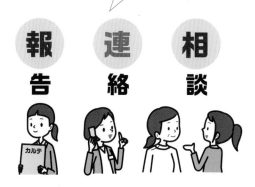

COLUMN ④
報告・連絡・相談の大事なポイント

医療機関での業務を円滑に進めるためには，「報・連・相」のコミュニケーションによる情報共有がとても重要です．報告・連絡・相談の重要性を学んだことがある方もおられますが，なかなか上手く実践できていないことがあります．

報告

指示を与えられた人が，業務の進行状況や結果を，指示を出した人に伝えることです．報告がないと業務の進行状況が把握できず，適切な判断が難しくなります．報告は事前報告，途中報告，完了報告，事後報告の4つに分かれます．特に途中報告，完了報告を日ごろから行うことで円滑なコミュニケーションを取ることができます．大切なのは先輩スタッフや院長に聞かれる前に伝えることです．

連絡

関係者に簡単な業務・作業情報を知らせることです．自分の意見や憶測は入れず，あくまでも事実を伝えることが大事です．連絡を行う際は，5W2Hを正確に伝えるようにしましょう．

　業務において判断に迷ったときや自分の意見を聞いてほしいときに，先輩スタッフや，院長に参考意見を聞くことです．特に入職して間もない方がするミスの多くは「不安なことはあるけど，このままやっても大丈夫だろう」という根拠のない自信からくるものです．

　仕事の基本である「報・連・相」ができれば業務をスムーズに進めること，職場でのコミュニケーションを円滑に保つことができます．しっかり身につけましょう．

〈尾崎友哉〉

任せる勇気

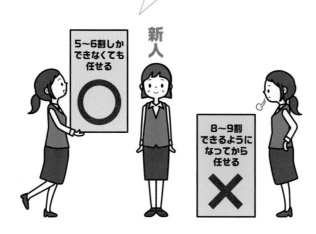

　自分の仕事をどこまで後輩に任せていますか？

　「忙しいです．時間がいくらあっても足りません」と話されるスタッフさんが多くおられます．

　実は難易度の高い業務を任せているにも関わらず，「なんとなくこれまでそうしてきたから…」，「たぶんこの業務は難しいのでまだ後輩にはできない」といった理由で仕事を任せられないのは「習慣，思い込み」によるものが大半です．

　まずは診療時，診療外の業務を，

　1日単位：朝来てから夜帰るまでに何をしているか？

　週単位：曜日によって何か決まってしていることはないか？

　月単位：月末，月初など決まった時期にしていることはないか？

を大きなことだけに限らず，小さなことでも棚卸をします．

あとはそれらの任せる業務をリスト化し，

①どの項目から（優先順位），②誰に，③いつまでに，④その結果どうなったのか，を管理しておけば，あとは順序とスケジュールに従って業務を任せてみてください．

　後輩への任せ方は連合艦隊司令長官　山本五十六の有名な格言

「やってみせ　言って聞かせて　させてみて　ほめてやらねば　人は動かじ」

から現場に落とし込むと

　　①習得する準備をさせる，理由・目的を伝える

　　②手順を説明し，やってみせる

　　③やらせてみる

　　④教えた後のチェック，できていたら承認（ほめてあげる）

といったステップになります．

　これを体得すると新人教育などの効率が飛躍的にアップします．ぜひ任せる勇気で負担の軽減にチャレンジしてみてください．

〈尾崎友哉〉

6 院長に直して欲しい癖がある時の対処法

　診療所は組織なので，院長と特定のスタッフだけのコミュケーションが円滑であっても，診療所全体の雰囲気が良くなるとは一概には言えません．

　診療所全体の雰囲気が良くなることを目的として，一人ひとりが行動をとると，今よりも院内の雰囲気が良くなることは間違いありません．ただ，診療所の中でも「ベテランの方から新人」，「輪の中心にいるタイプから一歩ひいているタイプ」など様々なタイプの方がいらっしゃいます．ただ，実際の医療現場ではご自身のポジションを意識した上で，特定のスタッフだけが発言をし，結果的に発言する機会が減っていることが多く見られます．

　そこで，今回は院長に物事を伝えた際に「Yes」を引き出しやすくする，誰もが使える技術を把握していただくことで，院長にもしっかりと物事を伝える技術を紹介させていただきます．

院長からYesを引き出すテクニックとは？

　まず本書をお読みいただいているスタッフさんに改めて質問があります．
　「院長に治してほしい癖がありますか？」

この章をお読みいただいている多くのスタッフさんは「はい」と回答されることでしょう.

そして, ここで「はい」と回答された方には知っておいてほしい原則があります.

それは「一貫性の原理 (一貫性の法則)」と呼ばれるものです.

具体的には, 人は自分自身で一度やると決めたことや人に宣言したことを, 一貫性をもってやり遂げるべきであるという心理が強く, この心理を「一貫性の原理 (一貫性の法則)」と言います. 簡単に言い換えると, 「あの人, 自分で言ったわりにはやらないよなぁと思われたくない心理」のことです.

この一貫性の原理を用いて, 交渉するテクニックとして代表的なもののうち 2 つを紹介します.
- イエスセット (Yes set)
- フットインザドア

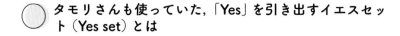 ## タモリさんも使っていた,「Yes」を引き出すイエスセット (Yes set) とは

イエスセット (Yes set) は繰り返し「Yes」と返事をしていると次の質問にも「Yes」と答えやすくなってしまうという心理学に基づいた交渉テクニックであり, 何度も「Yes」と言っていた自分自身の発言や態度を一貫させるために, 次の質問にも答えてしまうというテクニックです.

ただ, この質問がポイントを抑えていないと, 意外と難しいのです.

代表的な例で言うと, 1982年から2014年まで放送されていた「笑っていいとも」のテレフォンショッキングというゲストを迎えるコー

ナー前にタモリさんが毎回使っていたテクニックで,「そうですね」とスタジオ観覧者に全部答えてもらうことでスタジオ観覧者の緊張をほぐすテクニックです.

「こんにちは」	⇒「こんにちは」
「暑いねぇ」	⇒「そうですね」
「もう夏休み？」	⇒「そうですね」
「どっか行ったの？」	⇒「そうですね」
「これから行くの？」	⇒「そうですね」
「今日はなんなの？」	⇒「そうですね」

「暑苦しいんで辞めます（会場に笑いが起きる）. 今日の助手アナウンサーは〇〇です」

といった形で何を聞いても,決まって「そうですね」と答えを返してもらうことで,緊張をほぐす以外にも心理的距離を縮める効果があります.

　ただ,自分自身で日常会話で使おうとした場合には,タモリさんのように何を聞いても,必ず「そうですね」と同意を得られることはほぼないので,結構難しいです.
　実際に練習してみましょう.

　晴れの日に
「今日,天気がいいですね」
　この質問はいかがでしょうか？

　ぱっと聞いたときは良さそうな可能性もありますが,天気が崩れそうな場合には「No」という回答が返ってきてしまいます.

一方この質問はいかがでしょうか？
「最近は天気がよかったですね」

　天気が悪かったのに，こういった質問をすることはほぼないでしょう．つまりほとんどの方が「Yes」という回答が返ってきます．

　つまり何が言いたいかと言いますと，「No」と言わせない言葉を把握することがまず重要になってきます．つまり，**「過去に起きた事実」や「1つしかない事実」を一番最初に選ぶことがポイント**になります．

　院長と話すときのまず最初のイエスセット（Yes set）としては，以下のような内容が最初の切り口になると，いろいろと話が広げやすくなるかと思います．

　「今日の診療，お疲れ様でした．患者さんいっぱい来られましたね」
　「昨日のミーティングでのあの話，すごくおもしろかったです」
　「〇〇さん，最初と比較すると，すごく回復しましたね」

　ただ，何も考えずにいきなり質問をしていっても，「Yes」を引き出したい質問にたどり着く事は厳しいです．最終的に**必ず「Yes」を引き出したい最後の質問を用意しておくこともポイント**です．実際に院長に「Yes」を引き出したい質問をいきなりすることはハードルが高く，断られることも多いでしょう．
　そこで重要になってくるテクニックがフットインザドアと呼ばれるものです．

JCOPY 498-14830

お願いは叶えてくれそうなものからするのが王道テクニック，フットインザドアとは

フットインザドアとは，最初に小さな要求を承諾してもらうことで，その後の本命の要求を通しやすくするというテクニックになります．

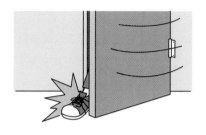

フットインザドアとは言葉の通り「ドアに足を挟む」ことを示しますが，これは営業マンが訪問した先に話を聞いてもらうためにドアに足を挟むことから始まって，このように呼ばれています．

実際にフットインザドアを用いたテクニックでの代表的な例はアメリカで1966年にスタンフォード大学で行われた実験です．

実験は1戸建てに住んでいる住民を（A）（B）の2つのグループに分け，（A）（B）それぞれにアプローチ方法を変えた際に，最終的な要望に対して「Yes」をどれだけもらえるかといった内容です．

(A)「安全運転を呼びかける看板を家の庭先に立てさせてほしい」といきなりお願い
(B)「交通安全に関する小さなステッカーを玄関先に貼ってほしい」とお願い，後日再度訪問した際に「安全運転を呼びかける看板を家の庭先に立てさせてほしい」とお願い

この実験結果は結果的に「安全運転を呼びかける看板を家の庭先に立てさせてほしい」の要望を叶えてくれた率が（A）は16.7％（B）は76％と大幅な違いがでたのです．

日常生活の会話を例にしますと，母親が息子に対して，最終要望は「駅前のスーパーで白菜と豚肉を買ってきてほしい」とします．ただ，子供はゲームに熱中していて，「駅前では遠いので断られる可能性」があります（まぁ，そこは素直に手伝ってほしいという想いもありますが，これはあくまでも例文です）．

　そこでやり取りとしては以下のような流れです．

　母　：ゲームしている最中だけど，少し手伝いしてもらっていい？
　息子：え〜なにを？
　母　：うちのマンションの隣にあるコンビニで牛乳買ってきてもらえない？
　息子：あ〜わかった．
　母　：あ，でもどうせ出るんだったら，悪いけど駅前のスーパーで牛乳と併せて，豚肉と白菜も買ってきてもらえると助かる．
　息子：え…（やられた…と心の中では思うでしょう）わかったよ．

　こういった形で小さな願いを組み込むことで，まず承諾を得た上で追加のお願いをすることがポイントになります．

　マメ知識ではありますが，実際にこのフットインザドアは会話だけではなく，日常生活でも経験している方も多いでしょう．代表的な例を紹介しますと，HuluやU-nextなどの動画サービスです．本書をお読みの方でも契約されている方も多いでしょう．
　月額〇〇円といった契約からではなく，まずは2週間〜31日間の無料体験をしてもらうことで利用者に安心してもらうことで本契約に至るという点です．

JCOPY 498-14830

少し脱線しましたが，フットインザドアを使いこなす際には重要なポイントが3つあります．

①要求の差を大きくしすぎない

これは要求の差が大きすぎると，最終的な要望のハードルが高く感じるからです．

動画サービスも無料体験を経験した後に，入会するためには月額1万円の利用料が必要となると，入会することに抵抗を感じる人がほとんどでしょう．

②要求に関連性を持たせることが大事

例えば，何人かで「今日何をするか」の相談をしていた際に，突然「夏休みにどこに行くか」の話をしだすAさんがいました．

果たしてこのAさんの会話は一般的にはどうでしょうか？

会話として成立している場合もあれば，いきなり話題が変わってしまうという場合もあります．皆さんも経験があるように，関連性があるように見える話題でも，それまでの話の流れによって，「空気が読める」場合と「空気が読めない」場合があります．

したがって，ご自身の要求がひとりよがりになっていないか，関連性のある会話になっているかが重要なポイントになります．

③何個もお願いをしすぎない

これは短い期間に何度も多くの依頼をすると，人間は相手に対して不信感を抱くと言われています．つまり，プロセスは4つよりも3つ，3つよりも2つ．極力2つにしたほうが承諾率が高いと言われています．

つまり，「Yes」を引き出したい質問と関連した質問でハードルの低

い質問かつ承諾をしてもらいやすい内容を織り交ぜていくことが重要になります．

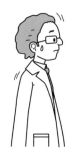
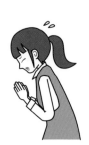

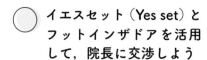
イエスセット（Yes set）とフットインザドアを活用して，院長に交渉しよう

では本題に入りましょう．

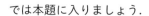

> **ケース 1**
> 院長に「あまり怒らないでほしい」に対して，「Yes」を引き出すための質問を一緒に考えてみましょう

「もう少し優しく伝えてもらえると，現場のメンバーもやる気が出ますので，是非よろしくお願いいたします」をいかに伝えていくか，これを逆算して考えることが大事です．

そして，関連したトピックで回答から順番に逆に考えていくことが大事になります．

その結果のやり取りとしては以下のようなものが参考例です．

「院長，ミーティングから午後の診療お疲れ様でした」
⇒（お疲れ様）
「ミーティングでの発表の後，〇〇さんとも話し合ったのですが，院長が話をしていたように，現場のスタッフからの意見を1つでも議題に上げるということは大事だなと振り返っていました」
⇒（そうなんだね．ありがとう）

「次回私たちからも●●についてミーティングでみんなに伝えたい

ことがあるので，10分ほど時間をもらっていいですか？」
⇒（いいよ）

「院長としては皆の意見も大事にしたいと言ってくれていたことも
すごく共感を得ていました．でも，やっぱり院長が厳しく言ってし
まうと，みんな怖がってしまいます．怖がってしまうとなかなか意
見を言いにくくなってしまいます」
⇒（たしかにね）

「もう少し優しく伝えてもらえると，現場のメンバーもやる気が出
ますので，是非よろしくお願いいたします」
⇒（次から気をつけるね）

　これは各クリニックの状況や院長のキャラによって，上記のような
やり取りがスムーズにいく場合とそうでない場合もあるかと思います．
　ただ，これをお読みいただいているスタッフさんに参考にしてほし
いことは以下のポイントです．

ポイント1：院長に共感をしている点を伝える
「院長が話をしていたように，現場のスタッフからの意見も1つで
も議題に上げるということは大事だな」

ポイント2：院長が過去に話していた事実を伝える
「院長としては皆の意見も大事にしたいと言ってくれていたこと」

ポイント3：院長に要望がある点を改善しなかった際のデメリット
　　　　　　を伝える
「院長が厳しく言ってしまうと，みんな怖がってしまいます．怖がっ

てしまうとなかなか意見を言いにくくなってしまいます」

　よくみられる院長とスタッフとのコミュニケーションでは，「要望
だけを伝える」（今回の例でいえば，「怒らないでほしい」）ことがよ
く見られますが，要望を伝える前に，これらの3つのポイントは意識
していただくとコミュニケーションは劇的に変わるでしょう．

　それではもう1パターン例に挙げてみましょう．

> **ケース2**
> 急に「あれどうなっている？」と確認する院長に対して，
> 依頼や確認の仕方を変えてもらうことに対して，「Yes」
> を引き出すための質問を一緒に考えてみましょう

「院長，今日も診療お疲れ様でした」
⇒（お疲れ様）

「先日確認してくださった患者さんへのお知らせなのですが，来週
の月曜日に○○さんがポスターを作って掲載します．ホームページ
と受付予約システムのお知らせにも告知しておきますね」
⇒（そうなんだね．ありがとう）

「あと1個相談いいですか？」
⇒（どうしたの？）

「院長が指示をくれるタイミングの相談なんですが…患者さんが落
ち着いてる時はメモをとれるのですが，混んでいる時になると，な
かなかその場でメモをとるのが厳しくて，患者さんに呼ばれたりし

JCOPY 498-14830

て，うっかり忘れてしまうときもあるんです．あと，いきなり指示が来るので準備ができないというのも…」

⇒（確かにね．でもそれは困るね）

「そこで相談なんですが，「メモ持ってる？」を最初の確認の合図にするのはどうでしょう？　それだとみんなも「あ．今から依頼される．」というのもわかります」

⇒（それなら僕もできるね）

「あと「いつまでに」の指示ももらえると，抜け漏れもなくなるかと思いますので，是非よろしくお願いいたします．それなら週初めの月曜日に進捗とかを報告するようにしますね」

⇒（それなら僕も安心だね）

今回はケース１と比べた場合，より現実的なやり取りにしました．

なかなかYesを続けるというのは難しいです．そこでマイナスのキーワードを院長にいかに言わせないかがポイントとなります．

ポイント１：まずは「完了している」ことを伝えて，安心感を感じてもらう

院長に依頼されていたことを完了させ，まず報告しましょう．どんな小さなことでも結構です．安心感を感じるので，話が進めやすくなります．

ポイント２：共感ができる事実を伝えた上で，スタッフだけではなく院長も納得できる代替案を用意する

ついついスタッフの視点を重視した代替案を用意しがちなのですが，院長にも継続してもらうことが重要です．その為，一方的な要求で

はなく，双方にとって，達成できそうな代替案を用意してください.

ポイント3：お願いだけではなく，院長も安心するプラスαを用意する

プラスαと聞くと，「え．仕事が増えるの？」と思われるかもしれませんが，この+αを準備するときに大事なことは皆さんも継続ができる無理の無い要素を含めるようにしましょう.

「要望だけ」を伝えるのではなく，その事前の段階で，院長を安心させると交渉が進みやすくなります．そして，交渉したい内容に従来とは異なる代替案を用意し，なおかつその代替案が双方にとって，メリットがあれば，必ず導入されるでしょう.

これは慣れるまでは難しいですが，心がけると使いやすくなるテクニックですので，是非イエスセット（Yes set）とフットインザドアを意識して，院長と交渉していきましょう.

🖐 ここがポイント！

- 交渉する時には自分のセンスではなく，テクニックをうまく活用しよう

- 何度も「Yes」と言っていた自分自身の発言や態度を一貫させるために，次の質問にも答えてしまうというテクニック，イエスセットを意識しよう

- お願いをするときは何個も同時にはNG．本当にお願いしたい2つ程度に抑えて，最初にYesをもらえそうなお願いをまずしよう．嫌がりそうなポイントについては先に代替案もしっかり準備

〈安江正樹〉

JCOPY 498-14830

言いづらいことを伝える力

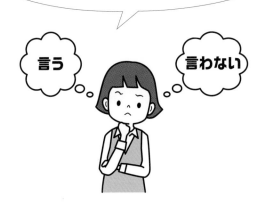

言う　言わない

　先輩や同僚，院長に伝えた方がいいかと思っても，なかなか言い出せないこと，ありませんか？

　苦手だなと思う人とコミュニケーションをとったり，日頃話をよくする同僚であっても言いにくいことを言わないとその人のため，医院のためにならないという場面はよくあると思います．改善したほうが良いことはお互いに早めに伝えて，早い段階で芽を摘んでおくことは自分にとっても相手にとっても成長できるチャンスを生み出し，より良い組織づくりに非常に大切なことです．

　言いづらいことをスッと伝えることができない原因は，自分自身の習慣にあります．「怖いな」「不安だな」「イライラする！」など人間関係に基づく感情の習慣と，「言ったら不快な思いをさせるな」「怒らせるかもしれない」など自分自身の考え方の習慣が言いづらくさせているのです．

　こうした感情の習慣，考え方の習慣をうまくコントロールする 5 つの能力があります．

❶俯瞰力：なぜこの人はこういう言い方をするのだろうと一歩引いて客観
　　　　的に把握する
❷共感力：相手の立場に立って，相手の考えや思いを理解する
❸伝達力：自分が相手に何を望んでいるのかをはっきりと伝える
❹触発力：「いい」と思ったらすぐに実行して，周りを巻き込む
❺調整力：相手に合わせていま，なにを，どのように伝えるか調整する

　自分の感情と考え方の習慣と 5 つの能力を使って言いづらいことをスッと
相手に伝えるよう実践してみてください．

〈尾崎友哉〉

7　コレが院長を怒らせる！
やってはいけない行動，対応

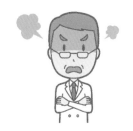

「なぜこんなことになっているんだ!?」
「ここが掃除できていないじゃないか！
いつも掃除はきっちりするように言っているだろう！」
日々働く中でこのように院長が怒っている様子を見たことがあるかも知れません．

クリニックは患者さんから直接感謝の言葉をもらったりやりがいを感じられることが多い職場ですが，一方で院長に怒られて嫌な気持ちになったことがあるのではないでしょうか？

院長もスタッフの皆さんを嫌な気持ちにしたくて怒っているわけではないのですが，怒られた方はどうしても気分が落ち込みますよね．そこでこの章では院長の「怒り」にフォーカスして院長との付き合い方をお話ししていきます．

そもそも人が「怒る」のはなぜ？

怒りは人が持つ感情の一つです．

恐らく生まれてから一度も怒ったことがない人はいないでしょう．一般的に怒りに対しては良くないイメージを持つ方が多いと思いますが，実は「怒り」は自分を守るための防御反応であると考えられてい

ます.

　これはどういうことかと言うと，辛いこと，嫌なこと，思う通りにならないこと，心配事，恐怖，不安など負の感情が生じたときに自分の心が受けるストレスを「怒り」という感情で発散させようとしている，ということです.

　そのため心理学では，好ましくない事態に直面した直後に生じる，辛い，嫌だ，心配などの感情を一次感情と呼び，「怒り」は二次感情と呼ぶそうです.

　例えばパートナーの方に LINE で既読無視をされたときにイライラしたことはありませんか？

　人によって怒りの背景にある一次感情は様々ですが，「私に飽きてしまったの？　昔はすぐに返信をくれたのに」という不安感や，「こんなに返信がないなんて事故にあったのかもしれない」といった心配が時間が経つと共にやがて「なぜ返信をしてくれないの？」という怒りに変わる，これは最初に感じた負の感情が怒りに変わるわかりやすい例と言えるでしょう.

　その他には食べようと思って冷蔵庫に置いていたスイーツが知らない間に誰かに食べられていたことを発見したときに感じる怒り，これはスイーツを楽しみにしていた期待を失ったことに対して感じる怒りと言えます.

　このように怒りには事前に感じる何らかの負の感情が存在します.

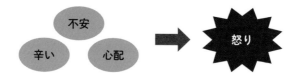

 JCOPY 498-14830

　この「負の感情→怒り」の流れは人によってパターンがあるようです．

　不安感から怒りに繋がりやすい人もいれば，思う通りにいかないことが怒りに繋がりやすい人，恐怖を感じたときに怒りに繋がる人など様々です．

　これは言い換えるとその人の怒りに繋がるパターンが分かれば怒るタイミングを察知しやすくなる，ということです．クリニックで働くことに置き換えると院長が怒りやすいパターンを把握しておくと仕事を進めやすくなります．

◯ 院長が怒りやすいタイミング

　よくある院長のタイプと怒りやすいタイミング

●こだわりが強いタイプ

　医師としてのこだわりや経営上のこだわりを強く持っているタイプの院長です．

　このタイプの院長はスタッフさんに対してしてほしいこと，してほしくないことがはっきりしているため自分のこだわりと異なることをされると「怒り」に繋がります．

　怒りに繋がる一次感情としては「思う通りにいかない」ということが多いようです．

　クリニックで怒るシーンとしては…
　「問診でこのような症状の訴えがあったのであれば先にこの検査を
　　してから診察室に案内してほしい」
　「器具を出す順番はこの通りにしてほしい」
　など，自分の考えがその通りにならなかったときが怒りやすいタイミ

ングです.

●ストレスため込み型のタイプ

特定のタイミングで怒りに繋がるのではなく，細かなことでストレスをため込んでしまいふとしたことで怒りに繋がるタイプの院長です.

このタイプの院長は診療以外で溜まったストレスもあるようです. 日々の生活の中で溜まったストレスが診察中のふとしたタイミングで爆発し怒りとなって現れます.

怒りに繋がる一次感情としては「不安」や「心配」が多いようです.

クリニックで怒るシーンとしては…

「普段から気になっていたが，その言葉遣いは改めてほしい」

「前にもあったけれども服装が乱れている」

など，聞いているこちら側はそんなことで？と思うようなことが怒りのきっかけになるようです.

このタイプが怒りやすいときはストレスを溜めているときです.

自分が働く院長がこのパターンだ，と感じられる方はストレスを溜めている時特有の院長の反応や状態を見極めると怒りやすいときを見つけられるでしょう.

●好き嫌いで決めるタイプ

物事の内容ではなく，人に対する好き嫌いで怒りに繋がるかが変わるタイプの院長です.

このタイプの院長は「何が」よりも「誰が」によって変わるようです. この「誰が」は特定の人に対して継続的に嫌悪感を示す場合もあれば，嫌悪感を示す相手が変わっていく場合もあります.

院長自身が嫌いになった何らかの要因があると考えられますが，そ

JCOPY 498-14830

の要因はわからないことも少なくありません．

クリニックで怒るシーンとしては…
「○○さんの言い方は良くない」
「△△さんはいつも掃除をしない」
など特定の方の行動に対して怒りに繋がるようです．

いくつかの院長のパターンをお伝えしました．
これらはどれか 1 つに当てはまる，というものではなく，複数の
パターンに当てはまる院長もいれば，まったく当てはまらない方もい
ます．

気持ち良く働いていくために重要なことは一緒に働く院長の怒りや
すいタイミングを見極めておき，避けられるのであれば怒りを避ける，
避けられそうにないのであれば心の防御を強めて精神ダメージを減ら
すことです．

心の防御の強め方についてはこの章の最後にお伝えしますので，ま
ずはクリニックで働く皆さんは是非自院の院長がどのような時に怒り
やすいか見極めていただくと良いでしょう．

良いと思ってしたことでなぜ怒られるの？

あなた「院長，○○の件□□のように進めておきました」
院長　「なぜそんなことをしたんだ？　そのように進めてほしいと
　　　　は思っていないよ！」
と怒られて，普段院長に主体性を持って働いてほしい，と言われて

いたから自分で考えて行動したのに…

や，

　院長　「ここに置いてあった△△がなくなっているんだが場所を知
　　　　　らないかな？」

　あなた「△△でしたらここに片づけておきました」

　院長　「勝手に場所を動かさないでほしい．場所がわからなくなっ
　　　　　て困るんだよ！」

　と怒られて，整理整頓に気をつけて普段から職場を綺麗に保つよう
に言われていたから片付けただけなのに…

　と感じた経験をお持ちではないでしょうか？

一方で，

　あなた「院長，××の件どのように対応したらよろしいですか？」

　院長　「何でも私に確認をするのではなく，自分で考えて行動して
　　　　　くれないか？」

　と怒られて，勝手に判断すると怒られるのでお互いスムーズに仕事
をするためにも事前に確認したのに…

　と感じた経験をお持ちの方もいらっしゃるでしょう．

　これらに共通するのは「せっかく良いと思って行動をしたのに怒ら
れる」ということです．

　このように良いと思って行動した時は怒られることなど予想してい
ませんから普段以上に精神的に疲弊したり，モチベーションが低下し
てしまいやすい傾向があります．

　予想外に怒られてしまわないためにもなぜこのような状況が発生す
るのか考えていきましょう．

JCOPY 498-14830

怒りの裏側に潜む「〜べき」とは？

　先ほど怒りは負の感情があったときに発生する防御反応とお伝えをしました.

　では，皆さんが良いと思って行動したときに怒られるとき，院長の中にはどのような負の感情があるのでしょうか？

　答えは「期待の喪失」です.

　期待の喪失と言われると難しそうに聞こえますが，わかりやすく言うと「〇〇のときは〜するべき」「△△があったときはこのようにしてくれるだろう」と期待していたことと，現実に発生したことに違いがあるため精神的な負担が発生し，その精神的負担＝ストレスが怒りとして感情に現れるということです.

　「△△があったときはこのようにしてくれるだろう」という期待が叶わなかったときは落胆という感情に繋がることがあるのですべてのシーンで怒りに繋がるわけではないのですが，「〇〇のときは〜するべき」というように価値観とも言える強い期待が損なわれたときは怒りに繋がりやすいようです.

　この「〜べき」はその人にとっての当たり前と言い換えることができます.

　「〜べき」＝当たり前と思っていたことと現実に起きたことに相違があると自分の考え方や自分そのものが否定されたように感じ，強いストレスを感じて怒りに繋がりやすい，というわけです.

　例えば「朝会ったときはあいさつするべき（あいさつするのは当然）」と思っている人にとってはあいさつをしてくれない人は「あいさつもしない失礼な人」と感じ，ムッとしてしまいます.

　そのほかにも「忙しくてもゴミが落ちていたら業務のついでに拾っ

て捨てるべき」と考える人が忙しいあまりゴミを見つけても捨てられないシーンを見かけると院内は綺麗であるべきなのにあの人はゴミも拾わない，と怒りを覚えるでしょう．

　このようにその人にとっての「〜べき」と違う結果が生まれると怒りにつながりやすいため院長がクリニックで働く皆さんに対して「〜べき」と思っていることを把握することで予想外に怒られる，という状態を回避することができます．

 よくある院長がスタッフさんに求める「〜べき」

　よくある院長がスタッフさんに対して求めている「〜べき」をまとめました．
　参考にしていただき，一緒に働く院長の「〜べき」を踏まないようにしましょう．

● 完璧であるべき

　完璧主義者な院長によく見られる「〜べき」で自分にも他人にも厳しい人がよく怒る「〜べき」でもあります．
　働くのだから，医療だから，など理由は様々ですが完璧に仕事をするべきと考えている院長の場合，院長が考える完璧から外れると怒りに繋がります．
　「完璧であるべき」と考えている院長と一緒に働く場合は院長が求める完璧のレベルを覚えることで一緒に働きやすくなるでしょう．
　問診の取り方，介助の仕方，検査の仕方，洗浄の仕方などそれぞれに院長が求めるレベルがわかるマニュアルを整備することでスタッフの皆さんが働きやすくなりますのでマニュアル作成の際は意識していただくと良いでしょう．

JCOPY 498-14830

●相手を喜ばせる（役に立つ）べき

患者さんに対して強い気持ちを持つ院長によくある「〜べき」です．奉仕の精神が強いとも言えるタイプです．

医療機関である以上困っている患者さんに喜んでいただく，役に立つべきである，と考えている院長の場合，患者さんファーストでないと感じたシーンなどで怒りに繋がるようです．

「相手を喜ばせる（役に立つ）べき」と考えている院長と一緒に働く場合は自分の中でも患者さんファーストとはどのようなクリニックか，という軸を持ち，その軸を院長とすり合わせていくと良いでしょう．

院長は診察室にいて受付や検査室など様子が見えないため，そのような場所でより患者さんファーストな状態を作るにはどうすれば良いか，という提案をするとこのタイプの院長から信頼を得られるでしょう．

●努力をするべき

ストイックな性格の院長によく見られる「〜べき」です．

業務の習得は勿論，研修・勉強会への参加の積極性や，自主的な学習を重要と捉えている院長の場合，ただ日常の業務をこなしているだけと感じると怒りに繋がるようです．

「努力をするべき」と考えている院長と一緒に働く場合は，院長から研修・勉強会の参加，学習の指示をされた際に前向きに参加する姿勢を見せると一緒に働きやすくなります．自主的に簡単な報告書やレポートを作成しておくとより良いでしょう．

業務以外のことでも料理の習得に力を入れている，積極的に趣味の活動を行っている，などの話をしておくことで「この人は努力ができる人だ」と評価され，関係が構築しやすくなります．

●正しくあるべき

　秩序を重視する院長によく見られる「〜べき」です.

　正しさという自分の中の尺度を明確に持っているため，その基準から外れると怒りに繋がるようです. この正しさは院長によっても異なるのですが，身だしなみ，あいさつなど立ち居振る舞いに対して明確な基準を持っている院長や，スタッフ間の悪口，いじめは絶対に認めない，というように人間関係が基準になっている院長もいらっしゃいます.

　「正しくあるべき」と考えている院長と一緒に働く場合は，院長の中の基準をどんどん覚えていくことで働きやすくなるでしょう.

　このタイプの院長は人や状況によって判断が変わるということが少ないので他の方に対して怒っている内容は自分も同じ内容で怒られる可能性が高いと言えます. そのため院長がどのようなシーンで怒りに繋がるか把握しておくと院長の怒りを回避できるでしょう.

●すぐ行動するべき

　せっかちな院長によく見られる「〜べき」で，経営者に多いタイプでもあります.

　明日の保証がない経営者は常に経営に向き合っています. そのため早く行動に移し，結果を早く知り，その次の対策を早く打つ，ということが身に沁みついているため，頼み事にいつまでも取り組んでもらえなかったり，しなければいけないことを先送りにしているシーンを見かけると怒りに繋がるようです.

　「すぐ行動するべき」と考えている院長と一緒に働く場合は，スピード感を持って業務にあたると良いでしょう. また，早めに報告をすることも院長の怒りを回避する一つのポイントです.

　院長からの頼まれごとや，期限付きの業務は早めに取り組むか,早めに取り組めないときはいつ頃に取り組むかを報告すると良いでしょう.

院長によく見られる「〜べき」を紹介しました．

この「〜べき」もどれかに当てはまる院長，複数に当てはまる院長，まったく当てはまらない院長と院長によってそれぞれですが，大切なことは院長が持っている「〜べき」を早めに把握することです．

そうすることで院長が怒りに繋がりやすいタイミングが察知できるようになり，事前に回避したり，予想外のタイミングで怒られるということを回避できます．

ぜひ「〜べき」を把握して働きやすい関係を作っていただければと思います．

院長が内心怒っていること

これまでどのような状態の時に院長が「怒り」を覚えるかを考えることで院長から怒られることを回避する方法を見てきました．

院長が怒りやすい"状態"を回避することに加えて院長を怒らせる"私たちの行動"を未然に防ぐことでより院長から怒られづらくなります．

そのためまずはどのような行動に対して院長が内心怒っている＝ストレスを溜めているのか一緒に考えていきましょう．

● よくある院長が内心怒っていること

●話がはっきりしない

院長が内心怒っていることで一番よく見られることがこの「話がはっきりしない」です．

院長に報告や相談をした時に，内容を聞き返されたり，こういうことで合ってる？　と確認をされた経験がある方は是非意識して読んで

みてください.

　まずは一つの例を見てみましょう.
「昨日あった内容なんですが, 私はしっかり確認したつもりだった
んですが, 患者さんに渡すお釣りを間違えたみたいで, さっき電話
がかかってきて患者さんからお釣りが違うとクレームがあったんで
す. でも昨日診察後にレジのお金を確認したときは現金が合ってい
たので患者さんの勘違いかもしれないと思うのですが, 院長どうし
たら良いでしょう?」
のように報告したらどうでしょう?　おそらく文字で読んでも内容
を理解しづらかったと思います.

　例として特徴をよりわかりやすくするため少し誇張して書きまし
たが, 院内の報告を横で聞いていると似たような報告をされている方が
少なくありません.
　わかりづらくなっている理由は,
　・話の中で時系列が入れ替わっている
　・客観的事実と感情などの主観的内容が入り乱れている
ことから話の要点がつかみづらくなっているためです.
　このような報告を聞いた院長は「結局何が言いたいの?」という気
持ちになり, 話を聞きながらもイライラしてしまう, ということです.

　報告をする時は
　・一番メインとなる内容を端的に伝える（相談をしたいのか, 報告
　　か, どんな内容か）
　・時系順（発生した順番）に沿って話す
　・客観的事実と自分の考えや感情は分けて話す
ようにすると良いでしょう.

JCOPY 498-14830

先ほどの例で言いますと

「院長, 患者さんからのクレームについて今後の対応を相談させてください.

〇時頃（〇分前）に患者さんからお釣りが間違っていたとお電話がありました.

患者さんがおっしゃるには昨日受診した際に受け取ったお釣りが違うとのことです.

こちらとしては昨日診察終了後にレジのお金を合わせているので患者さんが勘違いされている可能性があるな, と思って対応を迷っています.

どのように対応すれば良いですか？」

と伝えるとわかりやすくなるでしょう.

　普段の会話からこのようにする必要はありませんが, 報告や相談をする際は一度頭の中で整理してから伝えることで情報の伝達がスムーズになると共に院長が内心怒ることもありません.

●言い訳をする

　次に院長が内心怒っていることでよく見られるものが言い訳です. 院長から指摘を受けた時に自分の考えやその時の状況を伝えた結果, さらに強く指摘や指示をされたことがある方は是非意識して読んでみてください.

　言った側は言い訳をするつもりはなく事情を説明したいだけなのに, 聞いた側は言い訳と捉えるのはなぜでしょう？

　これは聞いた側がその説明を聞く前に不快になっているからです.

　その時の状況や自分の考え方を伝えることが悪いわけではありません. 伝え方やタイミングが悪いのです.

満足しているにも関わらず指摘をする人は滅多にいませんので，指摘をするということはすでに何らかの不満を持っているということです．そのため指摘をされたときはまず「すみません．わかりました．」と受け止めましょう．このときにこちらの事情を伝えても既に不満を持っているためなかなか聞き入れてもらえず，言い訳をしていると捉えられてしまうのです．

　これは例え皆さんが正しかったとしても一旦受け入れる，ということが非常に重要です．

　正しさを主張しても相手の感情に油を注ぐだけで余計にヒートアップさせてしまうだけです．

　事情を理解してほしいときはひとまず受け入れて対応をした後に相手が落ち着いたタイミングを見計らって状況を説明しましょう．

●行動までに時間がかかる

　院長がスタッフさんに求める「〜べき」でもお伝えしましたが，速さを求める経営者は珍しくありません．「前に頼んだことはもうできている？」「あの件は今どうなっている？」と確認された経験がある場合は意識していただくと良いでしょう．

　先ほどお伝えしたことの繰り返しになりますが，対応としては院長からの頼まれごとや，期限付きの業務は早めに取り組むか，早めに取り組めないときはいつ頃に取り組むかを報告すると良いでしょう．

　他にも院長は
- **現状を良しとして変わる気持ちが感じられないこと**
- **自分で考えることを放棄している**

ことなどに内心怒りを覚えるようです．

JCOPY 498-14830

これらのことが怒りとして表面に出てくることはまれですが，スタッフさんに対してこのように感じ普段から内心物足りなさや不満を持つ院長が多いように感じます．

診療の責任者であると同時にクリニックの経営者である院長は自分が経営するクリニックをより良いものにしたいと考えています．その中で日々一緒働いているスタッフさんにも自分から意見を出してほしい，であったり，積極的にクリニック経営に参加してほしい，と考えてらっしゃるようです．院長によって求める内容やレベルは異なりますが，自分なりに感じる改善点などを提案してみると良いでしょう．

ずばり！ こんな行動が怒らせる

次に具体的に院長を怒らせる行動について考えていきましょう．

院長から怒られる行動は大きく分けると「人としての在り方」と「業務上のこと」の2つあります．それぞれ怒られた時の対応が異なりますので紹介していきます．

● 人としての在り方を怒られる

人としての在り方とは態度や人間性，社会人としてのマナーなど仕事とは直接関係ない部分のことを指します．

具体的には
・あいさつができない
・身だしなみが好ましくない（髪の毛の色やネイルなど）
・人間関係で問題を起こす
・遅刻をする
・当日の欠勤を繰り返す

・適切な言葉遣いができない

などがあります.

　仕事ができる, できない以前の問題として扱われることが多く, どれだけ仕事をテキパキとこなしてもこれらの部分がきちんとしていなければ怒られるだけでなく,評価自体も低いものとなってしまいます.

　特に人間関係の問題や遅刻, 当日の欠勤を繰り返すことについては怒られるだけではなく, 今後も一緒に働き続けられるのか, という問題につながることがありますので注意しましょう.

　特段の事情がないにもかかわらず, 遅刻をしてしまったり当日に欠勤することは社会人として許されません. 遅刻や当日の欠勤は信用を大きく失ってしまうため絶対にしないようにしましょう.

　また, 人間関係の問題についてはいじめをしたり, 仲間外れにする, 業務中も無視をする, などの行為が該当します. もちろん人と人のことですから相性があり, 職場に苦手な人がいても仕方がないことだと思います. しかし業務中は割り切ってコミュニケーションを取り, 協力しながら仕事をすることが求められます. これができず苦手だから, 嫌いだから, 気に食わないからという理由でいじめをしたり, 必要な情報を伝えなかったりすることは許されません.

　このような人としての在り方で怒られたときは改善するしかありません.

　社会人としての基本の部分であり, クリニックに関わらずどのような職場であっても必要とされるものです. 社会で働く上で必要なことを学んでいると受け止めてできるだけ早期に改善しましょう.

JCOPY 498-14830

業務上のことで怒られる

　診療科目やクリニックの規模によって求められることは異なると思いますが，業務上のことで怒られた場合は仕事の手順を見直したり，次回以降同じことで怒られないようにマニュアルを作成すると良いでしょう．特に医療機関で行う治療行為は患者さんの健康状態に直結するため，治療行為に関連することで院長から怒られた場合は必ず早期に改善するようにしましょう．

●よくある業務上のことで怒られるポイント
　　・問診で患者さんから必要な情報を聞き出せていない
　　・オーダーされた検査が適切に実施できていない
　　（明らかにおかしな検査結果が出ているのに気づかずに診察室に
　　まわす，など）
　　・患者さんが院内にいるのにカルテ登録や検査で手間取り診察室に
　　まわってこない
　　・患者さんへの接遇が求められるレベルに達していない
　　・診療で使う器具がスムーズに準備できない
　　（渡すべき器具を間違える，など）
　　・誤った使い方をして院内の設備を破損する

　改めて理解していただきたいことは医療機関という特性上治療に直接関わることの場合，わざとではなかったとしても間違った行動をすると院長から強く怒られることがあります．
　やはり医療事故に繋がる恐れがあることは院長自身が強い危機感を持つため，スタッフの皆さんへの言葉遣いを意識できないことがあります．強い口調で怒られるとどうしても落ち込んでしまいがちですが，院長自身もあなたが憎くて怒っているわけではないということを理解

してあげてください.

　また, 医療機器は総じて高額です. そのため"ちょっとしたうっかり"が何十万円, 場合によっては何百万円の支出に繋がることがあります. ついうっかり壊してしまった…とならないようにクリニックの設備は決められた手順で適切に扱うようにしましょう.

　また, 気がつかないうちに故障に繋がったり, あるいは本来の効果が出ていない, ということにならないように機械の調子が悪いな, おかしいな, と感じたら早めに院長に報告しましょう.

院長を怒らせた後はこうしよう!

　これまで院長が怒りやすい状況やポイント, 怒らせてしまう行動についてお伝えしてきましたが, やはり人間ですから時には院長を怒らせてしまうこともあるでしょう.

　そのようなときのために「怒り」への対処法をお伝えします.

　これからお伝えする内容は何も院長の怒りだけの対処法ではありません. 周りの方から怒りの感情を向けられた時に役立つ内容ですので是非お読みいただき実践していただければと思います.

まずは6秒間を耐えよう

　怒りの感情は長続きしないと言われています.

　怒りと上手く付き合っていくための心理プログラムである"アンガーマネジメント"の世界では怒りの感情のピークは6秒間しか持続しないと言われています. ですから院長に怒られたときはまず最初の6秒間を耐えるように意識すると良いでしょう.

JCOPY 498-14830

　反対に院長に怒られた瞬間にこちらも腹を立ててはお互いの怒りが連鎖し負のループが始まってしまいます．ですから，こちらとしても言いたいことがある気持ちはわかりますが，お互いで怒りを増幅させ合わないためにもまずは6秒間を耐えてください．

●院長に怒られたときに具体的に意識して欲しい3つのこと
　・最初の6秒間を耐える＝反射的に怒りの感情を出さない
　・院長（怒っている人）の言っていることを受け止める
　・可能であれば物理的に離れる

　物理的に離れることは業務上難しい場合があるかもしれませんが，はじめの2つは意識次第で実践していただけると思います．
　院長の言っていることを受け止めると言われても…と感じる方もいらっしゃると思います．その場合は院長が言った内容を要約して院長に伝えてみて，院長が怒っている内容と自分の認識が合っているか確認してみてください．
　こうすると相手はこちらの怒りが伝わったと感じてくれるようで怒りが落ち着きやすくなります．

　例としては
院長　「前にも言ったけれども〇〇の症状がある人は先に△△の検査
　　　　をしてから診察にまわして欲しいんだよ！　どうして直接診察
　　　　室に案内するんだ？」
あなた「以前にも〇〇の症状がある人は先に△△の検査をしてから診
　　　　察にまわすようにご指示いただいていたのに直接診察室に案内
　　　　して申し訳ございません」
といったものです．
　間違っても院長に例のように怒られたときに「いいえ，そんな指示

は受けていません」や「今回は他の症状があったので直接診察室に案内しました」などと言ってはいけません.

　そのようなことを伝えることはまさに今燃え盛っている炎に油を注ぐことと同じです．火事の現場では火を消すことが優先で，火災の原因を調べることは後回しにされるように，あなたの言っていることが正しいとしてもまずは初期消火をすることが重要です．

初期消火の次は自分から報告しよう

　最初の6秒間を耐え，初期消火に成功し，院長の怒りが落ち着いてきたタイミングで怒られた内容への対応について報告しましょう．

　初期消火に成功したといっても完全に消火できておらず，怒った内容の結果が気になって院長の心の中の炎がくすぶっていることがよくあります．そのときに一旦落ち着いたからといって問題をそのままにしてしまうとくすぶっていた炎が再び燃え上がってしまいます．
そのため怒られた後に院長に話しかけに行くのは気が進まないかもしれませんが，勇気を出して報告をすることで完全に消火させるようにします．
　対応に時間がかかりそうな時は途中経過を報告することも有効です．
　ポイントは院長に聞かれる前に自分から報告し，院長の怒りを完全消化させることです．

心のもやもやが残るときは

　院長の怒りが収まったとしても自分の中でもやもやしたものが残ることがあります．

JCOPY 498-14830

そのときは頭の中で怒られたシーンを遠ざけるイメージをしてみましょう.

● 頭の中で遠ざけるイメージの持ち方

まずはじめに映画館の中にいるシーンを想像し，今見ているスクリーンに怒られた時の場面が写っている状態をイメージしてください.

次にスクリーンに写っている怒られているシーンを見ているイメージをしたまま，スピーカーから流れている怒られた時の音声を聞いてみてください.

具体的なイメージが掴めたらスクリーンから離れるイメージをしてください．もしくはスクリーンがどんどん遠のいていくイメージでも構いません．スクリーンがどんどん遠くなっていき，スクリーンが小さくなってやがて見えなくなってしまうところまで遠ざけてください.

そのほかにもイメージの中でスクリーンを白黒の映像にしてみたり，スピーカーから流れているそのときの音声に対してボリュームを落とすイメージを持ってみてください.

この一連の流れをすることで怒られた状況から精神的に距離を置くことができるはずです.

一度のイメージで気持ちが楽にならないときは何度かイメージを繰り返してみてください.

ただし，スクリーンを遠ざけるイメージをする前に思い出しただけで気持ち悪くなったり，くらくらするような場合は心の中の整理ができていないので時間を置いてからこの方法を試してみてください.

これまでこの章では院長の「怒り」にフォーカスして対処法をお伝えしてきました.

　理不尽に感じる院長の怒りも対処法を知ることでずいぶんと楽になることがあります.

　是非ご参考にしていただきクリニックでのお仕事をスムーズにしていただければと思います.

👉 ここがポイント!

- 何らかの負の感情が原因となって怒りに繋がっている（怒りは二次感情である）

- 怒りの裏にはその人にとっての当たり前の「〜べき」が隠れている

- 人としての在り方で怒られたときは早急に改善を，業務上で怒られたときは早めの改善を

- 院長が怒っているときはまず「最初の6秒間」を耐えよう！

〈西條弘展〉

JCOPY 498-14830

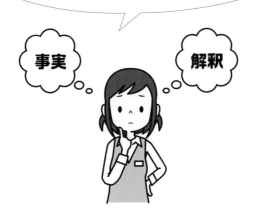

もう振り回されない！
事実と解釈の考え方

事実と解釈という言葉をご存じでしょうか？　事実とは『実際に起こった事柄，現実に存在する事柄』であり，解釈とは『人から聞いたことや文章，物事の意味を，受け手側が考え理解すること』と定義されています．解釈によって多くの事柄は歪んで伝えられるため，誤解を生んだり，本当のことに気づけなかったり，といったことをいつの間にかしていることがよくあります．

職場の先輩が「○○さん（同僚）って，冷たい感じがするよね」という話をされたらどうでしょうか．

先輩はなぜ冷たいと感じたのでしょうか．その同僚はあなたといるときには明るく楽しそうに話をしたり，冗談を言うこともあるかもしれません．先輩はたまたま見た同僚の一部の行動を切り取って，感じたことを話したかもしれません．そのため，先輩が"冷たいと感じた"ということは事実ですが，"同僚の○○さんが冷たい"ということは先輩の解釈であり，事実ではありません．大切なのは，同僚のどのような行動が周りの人に冷たいと感じさせたのかということです．それが分かれば，自分自身もそういう行動をしないよう

に気を付けたり，同僚の○○さんにこういう行動が周りから冷たいと思われるみたいだよ，と気づかせてあげることもできます．

　解釈は事実を歪ませた情報に過ぎないので，事実と解釈を分けて捉えることが大切です．うまく分けて捉えることで困惑したり，ストレスが溜まったり，誤解を生んだりすることがなくなります．

〈尾崎友哉〉

『北風と太陽』

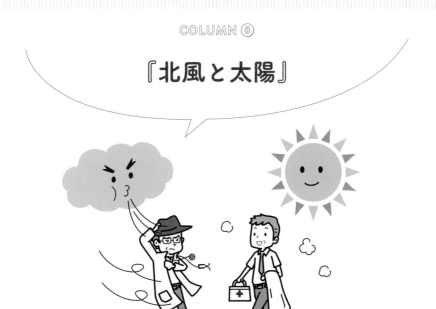

　あるとき旅人の上着を脱がせることができるか，北風と太陽が力比べ勝負をすることになりました．まずは『北風』がビュービュー吹いて旅人の上着を吹き飛ばそうとしますが，必死で抵抗する旅人は上着を押さえ，旅人の上着を脱がせることができませんでした．そして次に『太陽』はぽかぽかと旅人をじわじわ照らし続けました．旅人は暑さに耐えきれず，自分から上着を脱いでしまいました．北風と太陽の勝負は『太陽』の勝ちとなりました．これは『北風と太陽』のあらすじです．

　この『北風と太陽』には重要な教訓が含まれています．それは『北風』のように冷たく厳しい態度で人を動かそうとしても人は動かないが，『太陽』のように人に温かく優しく接すれば自ら動いてくれるということです．

　言われてみれば当たり前のことですが，あなたも院長や他のスタッフに意外と冷たく接していませんか？

「なぜみんなで決めたことをきちんとやってくれないの…」,「まずは院長から行動してくれないと…」,「今日も診療時間が延長するわ…」などこのような気持ちになったことがありませんか. 心ではわかっているが, 知らず知らずのうちに『北風』のように, 無理やり院長やスタッフをコントロールしようとしていませんか?

『太陽』のように「院長は今どんな気持ちなんだろう」,「私たちはどうしたらいいかな」など忙しい時ほど気持ちを切り替えることができれば, 人間関係は上手くいくのではないでしょうか.

〈尾崎友哉〉

JCOPY 498-14830

8 意外と苦労している院長の心労ベスト5

　突然ですが，皆さんが勤務されている医療機関の院長はどんな方ですか？　普段は日々診療を行っている院長であっても，当たり前ですが人間です．悩むことだってあります．私は様々なクリニックに訪問し，いろいろな院長とお話ししてきましたが，むしろ悩みに悩んで，日々苦しんでおられる院長を多くお見受けします．では，院長はどんなお悩みをお持ちなのでしょうか．

　勤務医であれば，

・新しい医療技術や専門的な知識の習得
・患者さんの治療計画
・関連病院や医局との関係
・患者さんとの信頼関係

など，医療の知識や技術，外部との人間関係に悩んでいることが多い傾向にあります．もちろんこれだけではありませんが．

　一方，開業医の院長も同様なお悩みを持たれていることも多いですが，悩みの質が少し変わってきます．院長の場合は，診療を行う「医療専門職」という側面とクリニックを経営する「経営者」という2つの側面を持っています．ですので，患者数であったり，人件費やクリニックの家賃などいわゆる金銭に直結する内容や，スタッフの採用・教育・給与や賞与なども含めたマネジメントなど，院長の業務は非常に多岐にわたります．では，院長が実際によく悩まれていることが多い順番にご紹介したいと思います．

1位 薬剤師・看護師・歯科衛生士・医療事務スタッフとの人間関係・雰囲気

　院長が最も多く悩まれていることは，「スタッフとの人間関係・雰囲気」です．同じ働くなら，気持ち良く働きたいと思うのは皆さん同じです．そのためには，院長とスタッフとのコミュニケーションは言うまでもなく大変重要ということです．ただ，先ほども述べましたが，院長も人間です．人と話をすることがお好きな院長もいれば，どちらかというと内気な院長もいます．早口な先生もいれば，ゆっくり話す先生もおられ，院長の個性も十人十色なわけです．話をするのがお好きな先生は，診療の合間でも何気ない会話をしていることをお見受けします．一方，内気な先生はというと，診療の合間の時間にスタッフと会話されることもあまりお見受けしないことが多いですが，ここにコミュニケーションのずれが生じることもよくあります．内気な院長は，自分から積極的に話をしないだけで，話をすること自体が嫌いではないことが多いです．このような院長の場合は，スタッフから積極的に院長に話しかけることで，院長もスタッフと話すきっかけができ，結果的にクリニックの雰囲気が明るくなることもあります．つまり，

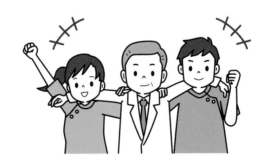

JCOPY 498-14830

院長もスタッフと円滑にコミュニケーションを取りたい，クリニックを明るくしたいと思ってはいるものの，自分からなかなかアクションを起こせず，日々悩まれていることが多いということです．とりわけ，クリニックでご勤務されているスタッフはどちらかというと男性スタッフより女性スタッフの比率が高い傾向にあるため，男性の院長の場合は，必要以上に気を遣い，スタッフとの関係性や雰囲気について悩まれていることが多いようです．医療のこととなると話はできるのですが，医療以外のことになると，途端に自分から進んで話をできないことが多いようにお見受けします．

　また，院長は普段は（当然ですが），診察室にいることが多いため，どうしてもスタッフの業務について把握しきれていないことが多いのが現実です．そのため，私がクリニックにお邪魔し院長とお話をしていると，スタッフの仕事のどの部分に負担が生じていて，どう改善したらいいのかわからないと悩まれている院長が非常に多くおられます．特に，受付においては，院長もどのような業務があって，どのように業務が流れているかも把握できないのが現状です．そのような時でも，院長は何とか受付スタッフの業務負担を軽くしたい，業務効率を改善したいなどと思っていても，何をどうしたらよいのかわからず，頭を悩ませていることも多いわけです．そのため，院長もスタッフともっとコミュニケーションを取り，深い絆を築き上げたいと思いつつも，なかなか実践できていないのが現実としてよくあることです．何度もお話ししますが，院長も人間ですので，完璧ではありません．スタッフ側から積極的に声をかけてもらうだけでも院長はすごく嬉しいことです．院長が困っているような顔をしている時は，是非皆さんから院長に声をかけてあげてみてください．普段は怖い顔をしている院長でも，にっこりと嬉しくなったりするものです．

2位 スタッフの教育・育成・評価

　次に院長のお悩みで多いのは,「スタッフの教育・育成・評価」です.

　クリニックで勤務されているスタッフというのは,院長が面接をし,内定を決められた方ばかりです.そのため,院長がスタッフへ期待するものは,とても大きく,時には無理・難題を押し付けてしまうこともあります.ただ,実際は院長とお話をしていると,それは,少しでも優秀なスタッフへと育ってほしい,このスタッフならもっとできるはずだと期待の強さの裏返しとして表れているようです.

　まずは,院長が良く悩まれているスタッフの教育・育成についてご紹介いたします.

- ・新人が入ってもいつも長続きしない…
- ・この診療の忙しさの中,新人が入職されてももつだろうか?
- ・教育のためのカリキュラムやマニュアルがなく,どうやって教えたらよいかわからない
- ・新人スタッフが今いるスタッフと仲良くできるだろうか?

など今いるスタッフとのコミュニケーションについて悩みに悩まれています.

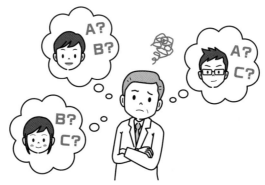

当然，これらの悩みはクリニックによってどこに原因があるか異なります．

例えば，

- **・院内での人間関係が上手くいっていない**
- **・業務分担などチームワークが形成されていない**
- **・クリニック内での情報共有の場が十分でない**
- **・ステップアップの環境が整えられていない**

が挙げられ，これらの原因こそが院長が本当に悩みだったりします．

つまりコミュニケーション関係の悩みが多いのが現状です．院長が悩みに悩んで採用を決められた新人スタッフにおいては，是非今いるスタッフからもコミュニケーションを積極的にとってあげ，クリニックの雰囲気を良くするだけでも院長の不安は和らぐものです．是非，新人スタッフが入職された時は，サポート精神を発揮していただくことをお勧めします．

また，クリニックによってはスタッフの評価制度を導入されているところもあります．評価についても頭を悩まされている院長は多くおられます．なぜなら，評価といっても何をどのように評価するかによって，その人の最終的な価値が大きく変わってくるからです．例えば，「あいさつがハキハキと元気よくできているか」という項目を評価項目に入れたとしましょう．もちろん，この項目を入れることによって，あいさつをきちんとしている方は，評価されることになります．ただ，入れなかったとすれば，あいさつをきちんとしていても評価には影響されないことになってしまいます．つまり，どのような項目を入れるかによって，人によっては評価が変わってしまうということになります．また，評価制度によりスタッフの皆さんの昇給や賞与が変動するクリニックも少なくありません．つまり，評価制度とは，スタッフの

皆さんの給与にかかわる大事なものですので，院長も安易に設定ができないわけなのです．

3位 経営

　3番目に院長がよく頭を悩まされているのが「経営」についてです．経営と聞くと，漠然としていてイメージがつきにくいものですが，医院経営とは大きく分けてマーケティング，オペレーション，マネジメントの3つの要素に分けることができます．

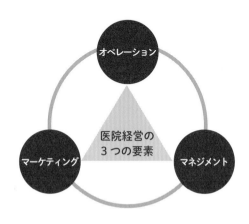

医院経営の3つの要素

　マーケティングとは，患者さんを集めるための対策や患者満足度を上げるための対策のことを言います．オペレーションとは，一言で表すと診療効率を指します．特に1日に多くの患者さんが来院されるクリニックでは，残業時間が多く発生している傾向にあります．そのため，患者さん1人にかかる診療時間をできるだけ短くしながらも，患者満足度を落とさないように診療の効率化を図ることで，結果的に残業時間を減らすことができます．最後にマネジメントとは，先ほどご紹介したような，スタッフの教育・育成・評価や採用などを指します．マネジメントでの事例は，1位，2位でご紹介した内容につながるので，ここでは，マーケティング，オペレーションの事例についてご紹介します．

マーケティングとは
- 新規患者数を集めるためにどのように広告をしていくか
- 患者満足度を上げるためにパンフレットや配布物などを作成していくか
- 患者さんの利便性を高めるために予約システムや自動精算機など導入するか
- 患者さんのニーズに応えるために，新たな検査機器や治療法を導入するか

などが挙げられます.

またオペレーションでは,
- 残業が多く発生しているため，診療時間を延長しないようにどうしていくか
- スムーズに診療が流れるように，患者さんの動線をどうしていくか
- 患者さんが一度にたくさん来院されて，待合室が混雑することを避けるにはどうしたらいいのか
- 診察が終わって会計までの待ち時間を減らすにはどうしたらいいか

などが挙げられます.

このように医院経営といっても，院長のお悩みは非常にたくさんあります.

当然，日々の診療をしながら，日々進歩する医療技術の取得に加え，これらの医院経営の問題点や課題を見直していく必要があります. 院長のお仕事は非常にたくさんあり，日々頭を悩まされています. 院長の中には，プライベートや家庭を犠牲にせざるを得ない院長もおられ，あまりの多忙さゆえ，体調を崩される院長もおられます. 本当はス

タッフにも経営について手伝ってほしいと思ってはいるものの，中々相談できないでいる院長も少なくありません．そして，スタッフも経営なんてそんな難しいことはできっこないとやる前から経営に向き合おうとしないことが散見されます．確かに経営の問題は多岐にわたります．ただ，最初は誰もが未経験からスタートしていることを，是非知っておいてください．それは院長も同様です．院長もクリニックを開業するまでは，大抵の場合は，経営については未経験の場合が多いです．ですので，院長が疲れ果てているときは，スタッフの皆さんも経営なんてできないとは言わず，是非スタッフの皆さんから，院長に「何か私たちでできることはありますか？」と手を差し伸べてあげてください．院長からは，「何もない」とそっけなく言われることもあるかもしれませんが，心の中ではとても喜んでいるでしょう．

4位 スタッフの採用

　採用についても悩まれている院長も非常に多いです．
　クリニックは女性が多い職場ですので，結婚や出産と言ったポジティブな理由での離職も多いのですが，若いスタッフが多いとただ単にクリニックに合わないと言った理由で辞める人も多くいます．
　スタッフが離職してしまうと，新しい人材を確保するのが大変な時代です．しかも，求人票を出すにあたり，求人票の原稿を作成したり，求人票を登録したり，さらに応募があれば，面接や採用試験などの選考活動を行うことになります．診療時間以外での院長のご負担が増えることになるわけです．また求人票を掲載するにあたり，中には費用が発生する会社もあります．さらに人材紹介会社経由となると採用する職種によっては100万円以上もかかるものもあります．つまり，スタッフ1人採用するだけでも非常に大きな労力やコストがかると

いうことです．また，求人票を出したとしてもすぐに応募が募らない場合もあり，その場合は，他の人材紹介会社に依頼したり，求人票の見せ方を変えるために，求人票の原稿を書きかえるなどの工夫が必要になる場合もあります．スタッフを採用すると言っても，非常に多くの作業と時間がかかるわけなのです．

スタッフがよく変わるクリニックは，患者さんにとってもあまり良い印象を与えません．あのクリニック，また人が変わっているというイメージがつくと，「あそこのクリニックは院長に何か問題があるだろうか」なんて噂が立つこともあります．ですので，せっかく院長が労力をかけて採用したスタッフは，できる限り離職せず，末永く勤務してもらいたいと思っているものです．

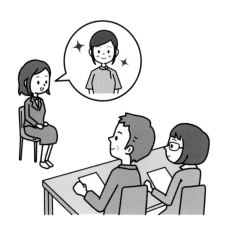

5位 外部業者とのやり取り

クリニックでは様々な外部業者との取引があります．例えば，医薬品を納入する代理店や製薬会社はもちろん，HP会社，予約システムの会社，医療機器の担当者，税理士，社労士など，数多くの業者との

取引があります．もちろん中には，院長でなくスタッフが外部業者の窓口となっているクリニックもありますが，基本的には院長が直接やりとりされているケースが多いのが現状です．クリニックにとって，医師会や連携医療機関などとの繋がりも大切ですが，クリニックを懇意にしている業者さんと良い関係を築くこともとても大切です．業者との繋がりができればできるほど，いろいろな情報を入手することもできますし，お互いにスタッフや患者さんとの紹介にもつながります．また，中には，業者さんが一緒に働くスタッフになることもあります．このように周囲の環境を大切にすることも，地域に愛されるクリニックになるためには必要なことです．

　院長は，診療を行う医師としての側面と医院経営としての経営者としての2つの側面を持っています．そのため，どうしても勤務医よりも仕事が多くなってしまうのが現状です．当然ですが，診療中に対応することはできないため，診療時間外や休診日に対応することがほとんどです．そのため，院長は想像以上にプライベートの時間が少なく，心労もつきることはありません．税理士，社労士との打ち合わせは，専門的な用語や知識が必要だったりで，院長でないと打ち合わせが難しいかもしれませんが，予約システムや自動精算機などは院長よりもスタッフのほうが直接運用する機会が多いため，クリニックをより良い方向に運営していくには，スタッフの意見がものすごく貴重だったりします．ただ，私が全国のいろいろなクリニックにお邪魔していると，そのような場合でもスタッフからの意見が全くでてこないクリニックが散見されます．打ち合わせに参加することは難しくても，例えば，スタッフからの現場目線で「このような部分をこのようにしたらもっと良くなると思いますが，どうでしょうか」のように，歩み寄っていくと院長も嬉しく感じると思いますので，是非試してみてください．

JCOPY 498-14830

　また，上記の心労とは別に，院長に大きく負荷がかかる心労として，お金の資金繰りがあります．クリニックの開院時や分院開設時，移転時などでよく見られます．その最大の原因は土地や建物の購入はもちろん，高額な医療機器の購入や複数のスタッフの採用など，大きくお金が動きます．多額の費用が発生する場合はローンなどを組みますが，今後ローンを返済していくという面で大きく心理的に負担がかかるのは事実です．もし，皆さんのクリニックで，分院や移転などをご予定している場合は，院長を気遣ってあげてくださいね．

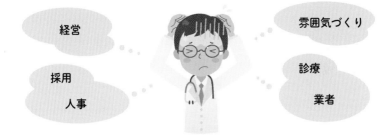

```
経営
採用
人事
雰囲気づくり
診療
業者
```

👆 **ここがポイント！**

- ⫘ スタッフについて悩んでいる院長が多い

- ⫘ なんとか良い雰囲気を作りたいと思っているが，上手くコミュニケーションをとれない院長もいる

- ⫘ 時にはスタッフから院長に救いの手を差し伸べてあげることも重要

〈多田遼祐〉

あとがき

　この書籍では院長を様々な角度から分析し，分類することで皆さんが勤めているクリニックの院長の性格や考え方により近いパターンを見つけていただけるようにしました．そして，そのパターンに応じた接し方，働き方を解説いたしました．

　この取扱説明書を使ってスタッフの皆さんに院長を理解していただくことで，皆さんがこれから職場で働きやすく，院長の仕事に協力しやすくなる，結果的に組織力がレベルアップして先生方も患者さんに対してより良い診療が提供できるようになる，そのような好循環を願っています．

　弊社クライアントのクリニックに就職されたスタッフの方も，入職当初は「院長が怖い」「（仕事の）覚える量が多すぎてついていけない」「職場の先輩たちと仲良くやっていけるか不安」などなど，お話を聞くと愚痴と不安材料だらけ，ということも珍しくありません．

　ただ，その方がそこから，どのように変化するか？　が私は楽しみで仕方ありません．この書籍で書かれていた内容を理解して仕事に取り組むと，院長に対して幻想とも言える過度な期待を持たずに済み，一方で院長を理解しようと心がけることで不安が解消されていくのです．

　また，少し応用編にはなりますが，（弊社でも定期的に開催していますが）外部の医療機関のスタッフ向けセミナーに参加して自分が働くクリニック以外の別のクリニックのスタッフの意見を聞く，あるいは別のクリニックでの取組みを学ぶと，「いかに自分が狭い視点でクリニックで働いていたか？」に気づくきっかけとなり，それによって

急激に成長されるスタッフを私はこれまで何人も見てきました.

　そのようにしていると，少しずつ，院内のスタッフであったり，外部のセミナーで知り合った他院のスタッフであったり，積極的に患者さんのため，医院の為に様々な取り組みをしようと考える仲間が増えてゆきます.　そのようになってくると，貴方の仕事は，日々の診療をこなす「作業」ではなくなるのです.

　患者さんのための様々な新しい取り組みを行い，それが患者さんや他のスタッフ，院長に喜んでもらえることで大きなやりがいを感じることができるのです.

　もちろん，医療機関の特性上，一定の制約がありますし，すべての取組みが院長から OK をもらえるわけではありません.　しかし，そのような様々な経験を積んでいくうちに，クリニックでの日々の仕事は充実し，あなた自身が院長や周りのスタッフから頼りにされる，なくてはならない存在になっていることでしょう.

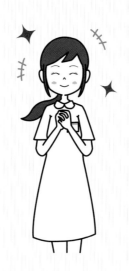

「そんなマンガのような話，ある訳ない」と思われるかも知れません．しかし，実際に弊社のクライアントのクリニックで上記のようなストーリーを現実のものとされたお二人の医療事務スタッフが本を出されています．

『きらめきのクリニック女子！』（内藤孝司 監修／後藤のり子・永延梨沙 著／中外医学社）ご興味がある方は是非こちらもご覧になってみてください．

私たちの会社も，クリニックにおいて主体的・積極的に仕事に取り組むスタッフを日本中で一人でも多く輩出したいと願い，そのサポートをするために日々活動しています．

仕事の時間は人生の中で大きな割合を占めます．

ブスッとネガティブに診療に取り組むのか，正しい行動習慣をもって院長と協力して主体的・積極的に診療に取り組むのか？

この本を読んでいただいた皆さんであれば，もう答えは出ているかも知れません．

本を読むのが苦手な方もおられたかも知れません．最後までご覧いただきありがとうございました．

株式会社クレドメディカル

代表取締役 **志賀嘉典**

解説

　医療法人る・ぷてぃ・らぱん　理事長兼 CEO の内藤孝司と申します．
　この解説文を寄稿する時点において，愛知県内にて医科（耳鼻咽喉科・小児科・皮膚科）と歯科で計 9 つの医療機関を経営しています．この本を執筆された株式会社クレドメディカルさんにはかれこれ 10 年以上，組織運営を始めとしたサポートを受けています．
　この本の中に出てくる院長の性格で注意すべき点などを見るにつけ，「これって俺のこと？」と思われるような箇所もあり，背筋を正される思いです…．このような本がもっと以前から出版されていれば，昔は当グループでも発生していた，私を含む医師や歯科医師の先生方と，スタッフの間のトラブル・誤解を半分くらいにはできたかも知れませんね（笑）．

●この本を手に取ってここまでご覧になられた皆さん・スタッフの皆さんへ

　皆さんが勤務されている医院の院長先生方は，この本を読めばお分かりの通り経営者や上司としての「プロ」ではないかもしれません．ただ，それは「医療を志し，患者さんを助けたい」という思いから始まって医療人となり，その「後」で今の職（院長）に就いているからです．院長が先ではなく，医療人が先なのです．だからこそ，院長，経営者として至らぬ点はあるかも知れませんが，それはどうか許してあげて欲しいと思います．逆に初めから経営者になりたいと思って医療の道に入る人は殆どいないと思います．
　また，開業時は人生をかけてお金の借り入れをしている先生方も多いのです！
　そのため特に最初のうちはお金に厳しいかもしれません…．
　しかし，軌道に乗るまではそのことを理解して支えてあげて欲しい

と思います（汗）.

　この本で書かれている内容は院長の解説マニュアルであると同時に，皆さんが患者さんや同僚のスタッフと良い関係を築くためのヒントも載っています．院長先生方の性格もそれぞれ異なるように，患者さんや同僚のスタッフの性格も様々です．この本に書かれているようなそれぞれの個性に対応したコミュニケーションは仕事だけでなくプライベートでもきっと役に立つことでしょう．

　これからの医院運営はスタッフの皆さんの役割が一層重要になってくるでしょう．「スタッフの皆さんがイキイキとキラキラと輝いて医院の診療に関わってくれるかどうか？」が医院の未来を決めるといっても過言ではありません．せっかく働くのであれば，ぜひ積極的に医院の運営に参加してみてください．それによって患者さんや他のスタッフ，院長に感謝され，仕事がどんどん面白くなってくるはずです！（…たぶん）

※医療に携わる方，特に医療事務のキャリアの形成について，ご興味のある方は当グループの教育マネージャーの二人が執筆した書籍，「きらめきのクリニック女子！―接遇・教育・心構え・お悩み解決まで（中外医学社）」も宜しければご覧になってみてください．．σ (^_^;) ｱｾｱｾ…

　院長一人の頑張りで良き医院を創り上げることはできません．
　良き医院を創るにはスタッフ皆さんの協力が必須です．
　院長だけでなく，「スタッフも主役」となって医院を切り盛りすることが当たり前の世の中になることを願っています．

● 開業されている先生方へ
　なぜ先生方は診療を行うのでしょうか？なぜ開業されたのでしょう

JCOPY 498-14830

か？ あるいはなぜ院長を任されているのでしょうか？ その「な
ぜ？」の部分が使命の出発点です．医院や組織の使命を明確にして，
その使命を繰り返しスタッフ達に伝えてあげて欲しいと思います．ど
んな診療を患者さんに提供したいのか？何度も，スタッフ達に伝えて
あげてください．もちろん，最初からうまくいくことはほとんどあり
ません．

　しかし，私の法人はその繰り返しの実践により，スタッフが使命に
基づき患者さんの方向に関心を向けて様々な取り組みを少しずつ行っ
てくれるようになりました．

　私はクレドメディカルさんとのお付き合いが始まって以降，経営に
関する考え方はもちろん，スタッフとの接し方についても自ら色々と
学ぶようになり，それに伴ってスタッフとの関係性はそれ以前とはガ
ラリと変化しました．

　ドラッカー理論に基づいた教育の機会を数多く設け，私自らも講師
となってスタッフ向けに定期的に使命をはじめとした経営に関する勉
強会を開いています．その成果もあり，当グループの各院では教育マ
ネージャーやサーバントリーダー，リーダーたちを中心に自主的に
各クリニックを運営してくれています．各クリニックの新しい取り組
みを，実施後の報告で知り，その成果に驚かされることもしばしばで
す（まあ，苦労もしばしばですが…）．

　ぜひこの本を勤務しているスタッフ皆さんに読んでもらってくださ
い．永くスタッフに勤めてもらうことになればその方に生涯賃金とし
て数千万円，下手をすれば1億円以上を支払うことになります．その
ような大きな投資にくらべればこの本はもちろん，人への教育投資は
とても安価なものだと思います．

このトリセツは先生方との接し方をスタッフに示した良著だと思いますが，一方で先生方もスタッフを理解する姿勢を持ち続けてあげてください．時代と共にスタッフたちの価値観は変化しますし，働き方も10年前とは随分異なっています．継続的な教育の機会を与え，末永く働ける仕組みをつくり，スタッフを大切にしてあげてください．そうすればスタッフ達は医院経営のパートナーとなって先生方を支えてくれると確信しています．

「マネジメントとは，ニーズと機会に応じて，組織とそこに働く者を成長させるべきものである．組織はすべて学習と教育の機関である」

by P. F. ドラッカー

医療法人る・ぷてぃ・らぱん 理事長
柊クリニックグループ最高経営責任者
柊みみはなのどクリニック大府柊山 院長

内藤孝司

JCOPY 498-14830

クリニック院長を知ることは
最高のスタッフ教育術！
いんちょうせんせい
院長先生のトリセツ　　　　　　Ⓒ

発　行	2022 年 11 月 20 日　1 版 1 刷
	2023 年 11 月 20 日　1 版 2 刷
編著者	かぶしきがいしゃ 株式会社クレドメディカル
発行者	株式会社　中外医学社
	代表取締役　青 木　　滋
	〒 162-0805　東京都新宿区矢来町 62
	電　話　(03) 3268-2701（代）
	振替口座　00190-1-98814 番

組版/月・姫株式会社
装丁/クニメディア株式会社
印刷・製本/横山印刷㈱　　　　　　　　　〈HI・MU〉
ISBN978-4-498-14830-7　　　　　　　　Printed in Japan